Mojahidul Islam
Vijender Singh

Chemia medyczna II

Mojahidul Islam
Vijender Singh

Chemia medyczna II

Podręcznik laboratoryjny

Wydawnictwo Bezkresy Wiedzy

Cover image: www.ingimage.com

Publisher:
Wydawnictwo Bezkresy Wiedzy
is a trademark of
International Book Market Service Ltd., member of OmniScriptum Publishing Group
17 Meldrum Street, Beau Bassin 71504, Mauritius
Printed at: see last page
ISBN: 978-620-0-81810-2

CHEMIA MEDYCZNA II

PODRęCZNIK LABORATORYJNY

Przez

Odpowiadający autor
Dr. Mojahidul Islam
Profesor nadzwyczajny
Szkoła Farmacji
Uniwersytet Sharda
U.P. Indie

Dr. Vijender Singh
Profesor
Szkoła Farmacji
Uniwersytet Sharda
U.P. Indie

Treść

ROZDZIAŁ 1 BEZPIECZEŃSTWO W LABORATORIACH CHEMICZNYCH 11

ROZDZIAŁ -2 SYNTEZA LEKÓW 17

Eksperyment nr 1 SYNTEZA ASPIRYNY 18

Eksperyment nr 2 SYNTEZA PARACETAMOLU 21

Eksperyment nr 3 SYNTEZA ACETANILIDU 24

Eksperyment nr 4 SYNTETESZA FENYLO-AZO-β-APHTHOLU 27

Eksperyment nr 5 SYNTEZA PODSTAWY SCHIFFA 31

Eksperyment nr 6 SYNTEZA BENZALACETOFENONU 34

Eksperyment nr 7 SYNTEZA HYDANTOINY 37

Eksperyment nr 8 SYNTEZA HYDROKSYMOCZNIKA 39

Eksperyment nr 9 SYNTEZA ACETYLOCYSTEINY 42

Eksperyment nr 10 SYNTEZA KWASU BENZILOWEGO 45

Eksperyment nr 11 SYNTEZA ACETOFENONU FENYLOHYDRAZONU 48

Eksperyment nr 12 SYNTEZA OKSYMU ACETOFENONU 50

Eksperyment nr 13 SYNTEZA GLICYNY BENZOILOWEJ 53

Eksperyment nr 14 SYNTEZA KWASU BENZOESOWEGO 57

Eksperyment nr 15 SYNTESJA p-BROMOACETANILIDU 59

Eksperyment nr 16 SYNTEZA 2, 4, 6 -TRIBROMOANILINY 61

Eksperyment nr 17 SYNTEZA ACETONU DIBENZYLIDYNOWEGO 63

Eksperyment nr 18 SYNTEZA BENZANILIDU 65

Eksperyment nr 19 SYNTESJA m-DINITRO BENZENE 67

Eksperyment nr 20 SYNTEZA KWASU PIKRYNOWEGO 69

Eksperyment nr 21 TESTY CHARAKTERYZACYJNE 71

Referencje 81

DOBRE PRAKTYKI LABORATORYJNE I WYTYCZNE DOTYCZĄCE BEZPIECZEŃSTWA

Zajęcia laboratoryjne i praktyczne w farmacji mają kluczowe znaczenie dla rozwoju umiejętności studentów w zakresie projektowania eksperymentów, obsługi przyrządów i urządzeń laboratoryjnych, metod obserwacji oraz gromadzenia, analizy i interpretacji danych. Celem Dobrej Praktyki Laboratoryjnej (DPL) i Wytycznych Bezpieczeństwa jest określenie zasad dobrej praktyki i pomoc uczniom oraz pracownikom w wykonywaniu ich pracy zgodnie z własnymi, wcześniej ustalonymi planami i ustandaryzowanymi procedurami.

INSTRUKCJA DLA UCZNIÓW

Sprawdź rzeczy przed wejściem do laboratorium:

1. Podręcznik praktyczny
2. Mały notesik
3. Wyczyść fartuch, maskę, okulary ochronne itp.
4. Długopis, ołówki, skala, gumka, temperówka, papier do grafików
5. Kalkulator
6. Inne niezbędne materiały, zgodnie z wymogami doświadczeń

Sprawdzić, czy wiesz?

- Nazwa eksperymentu
- Cele eksperymentu
- Szczególne wymagania praktyczne - chemikalia, wyroby szklane, aparatura itp.
- Stosowana metodologia/procedura
- Zasada, której dotyczy wniosek
- Przyrządy, które mają być stosowane
- Oczekiwane wyniki
- Gdzie stoisz ponad szacunkiem?

Dobre praktyki w Laboratorium:

1. Praca w laboratorium w fartuchu, masce, rękawiczkach, okularach do włosów, okularach ochronnych itp. w zależności od potrzeb.
2. Utrzymuj swoją przestrzeń roboczą w czystości i ograniczaj ją do wymagań praktycznych.
3. Nie pożyczaj ani nie pożyczaj niczego swojemu koledze.
4. Nie podnosić palnika z sąsiednim palnikiem i nie przenosić ognia w żaden sposób.
5. Trzymaj grzejnik/instrument wyłączony, gdy nie jest używany.
6. Nie zdmuchnij palnika przez usta.
7. Dokumentację należy przechowywać w bezpiecznym miejscu, z dala od umywalki lub stołu roboczego. Najlepiej przykryć ją materiałem wodoszczelnym.
8. Nie omawiaj niczego z kolegami i nie prowadź grupowej dyskusji podczas zajęć praktycznych. Jeśli masz jakieś pytania, skontaktuj się z nauczycielem.
9. Do wyrzucania odpadów należy zawsze używać kosza na śmieci i nie używać do tego celu umywalki.
10. Nie należy czyścić kultury ani płytek maziowych w umywalce. Obrobić ją środkiem dezynfekującym i w tym celu umieścić w oddzielnym koszu na śmieci w celu bezpiecznej utylizacji.
11. Zawsze sterylizuj pętlę inokulacyjną lub igłę, trzymając ją pionowo na płomieniu, przed i po użyciu.
12. Ewentualny wyciek gazu powinien być niezwłocznie zgłoszony demonstratorowi lub instruktorowi.
13. Jeśli podczas zajęć praktycznych dojdzie do urazu, należy opuścić laboratorium i skontaktować się z odpowiednim wykładowcą. W tym celu można skorzystać z apteczek dostępnych w każdym laboratorium/sklepie/biurze.
14. Nie należy wychodzić na zewnątrz w fartuchu i bez mycia rąk detergentem i środkiem dezynfekującym.

15. Nie należy nosić przy sobie kosztownych rzeczy, które mogą zostać zgubione w laboratorium.

16. Nie należy używać niczego przygotowanego w laboratorium.

17. Zajmij się swoimi rzeczami; członkowie wydziału nie ponoszą odpowiedzialności za utratę/uszkodzenie swoich rzeczy.

18. Wychodząc z laboratorium, należy oczyścić stół roboczy środkiem dezynfekującym.

19. Przed wyjściem z laboratorium należy sprawdzić podłączenie wody i gazu i odłożyć.

20. Przed wyjściem z laboratorium należy wyjąć wtyczkę ze wszystkich urządzeń.

21. Zużyte rękawice, maski i osłonę na włosy należy wyrzucić do kosza na śmieci. W laboratorium mikrobiologicznym należy je wyrzucić aseptycznie do plastikowych torebek, a następnie poddać sterylizacji i etykietowaniu.

Należy unikać śledzenia zachowań w laboratorium:

1. Dotykając jakiegokolwiek małego drutu laboratoryjnego lub długopisu lub ołówka w ustach
2. Dotykanie rannej części jakąkolwiek chemiczną lub laboratoryjną powierzchnią laboratoryjną
3. Dotykanie kultury maziowej lub ławek laboratoryjnych
4. Utrwalenie etykiety śliną.
5. Ustne pipetowanie roztworu bez użycia żarówki.
6. Robiąc praktyczne, gdy jest się chorym.
7. Kichanie bez odpowiedniej ochrony.
8. Plucie w laboratorium po zjedzeniu gumy do żucia itp.
9. Mówienie przez telefon komórkowy podczas zajęć.
10. Siedząc na stołach roboczych.
11. Dotykanie substancji żrących/niebezpiecznych.
12. Dyskusja w grupie (niepotrzebne rozmowy).
13. Otwieranie butelki przez usta.

Ogólne zasady działania Laboratorium

1. Nieautoryzowane eksperymenty w laboratoriach są surowo zabronione. Student chcący korzystać z laboratorium poza godzinami pracy musi uzyskać pisemną zgodę wykładowcy lub koordynatora.

2. Studentom nie wolno wchodzić do żadnego laboratorium przygotowawczego lub innego bez zgody opiekuna laboratorium.

3. Wszyscy uczniowie muszą być świadomi warunków wymaganych do bezpiecznego obchodzenia się z substancjami, okazami i przyrządami. Wszystkie próbki biologiczne powinny być traktowane tak, jakby były zakaźne. W razie jakichkolwiek wątpliwości należy zwrócić się o wskazówki do pracowników laboratorium.

4. Należy zapoznać się z urządzeniami bezpieczeństwa w laboratorium, *tj.* rozmieszczeniem pryszniców ochronnych, stanowisk płukania oczu, gaśnic i wyjść awaryjnych.

5. Miejsca pracy powinny być utrzymywane w czystości. Stłuczone szkło, śruty i odpady laboratoryjne muszą być umieszczane w oznaczonych pojemnikach w laboratorium. Żadnych odpadów nie wolno pozostawiać ani umieszczać w zlewozmywakach, a w żadnym wypadku nie wolno ich umieszczać w zlewozmywaku, chyba że zostanie do tego upoważniona przez przełożonego/elektronika.

6. Rękawice jednorazowe, produkty pochodzenia mikrobiologicznego lub zwierzęcego albo zagrożenia biologiczne powinny być umieszczane w żółtych pojemnikach (Kliniczne pojemniki na odpady), które są specjalnie do tego celu oznakowane.

7. Wszystkie wycieki należy usuwać natychmiast po ich wystąpieniu. Żaden odczynnik, roztwór lub aparat nie może być usunięty z laboratorium bez zgody opiekuna.

Konserwacja notebooka w klasie praktycznej

Podczas zajęć praktycznych w laboratorium uczniowie muszą korzystać z osobnego, małego notatnika/ notatnika z obserwacji/ zapisów praktycznych dla poszczególnych przedmiotów. Następujące punkty muszą być wymienione przez ucznia w tym notesie w każdym z zajęć praktycznych.

- Eksperyment nr.
- Data
- Nazwa eksperymentu
- Zasada lub cele (w kilku wierszach mogą być 2-3 wiersze)

- Wymagania
- Wzór lub tabela, jeśli istnieją
- Obserwacja (formularz tabelaryczny, jeśli jest wymagany)
- Wykres, jeśli istnieje
- Obliczenia
- Wyniki
- Wykresy, jeśli istnieją
- Wniosek i informacja zwrotna w ich własnych słowach

Formularz Deklaracji Bezpieczeństwa dla Uczniów do praktycznej pracy klasowej

Formularz ten musi być wypełniony przez studenta i przekazany opiekunowi merytorycznemu, wykładowcy lub koordynatorowi kursu podczas pierwszych zajęć praktycznych.

Do czasu wypełnienia tego formularza nie należy rozpoczynać żadnych prac eksperymentalnych.

Przeczytałem i rozumiem wytyczne dotyczące bezpieczeństwa w laboratoriach
Jestem świadomy swoich obowiązków w zakresie BHP w miejscu pracy.
Rozumiem, że na tym kursie może być wymagany sprzęt ochrony osobistej (PPE) i zgadzam się nosić go zgodnie z zaleceniami personelu.
Rozumiem, że jeśli nie będę miał na sobie odpowiedniego sprzętu ochrony osobistej, mogę zostać wykluczony z laboratorium na tę klasę.
Zgadzam się przestrzegać wszystkich procedur bezpieczeństwa wyjaśnionych mi przez tutora.
Rozumiem, że nie wolno mi jeść ani pić, poza wodą w laboratorium.
Rozumiem, że niewłaściwe postępowanie może skutkować odmową dalszego dostępu do laboratorium.
Rozumiem, że wszystkie wypadki, w tym wypadki "near miss", muszą być natychmiast zgłaszane wykładowcy lub opiekunowi.
Rozumiem, że cały wadliwy lub zepsuty sprzęt musi być natychmiast zgłoszony mojemu wykładowcy.

Rozumiem procedury nakreślone w tych wytycznych dotyczące ewakuacji awaryjnej. Wyrażam zgodę na zapoznanie się z lokalnymi ustaleniami dotyczącymi ewakuacji awaryjnej w laboratorium, w tym z lokalizacją płukania oczu i prysznica bezpieczeństwa.
Rozumiem procedury nakreślone w tej wytycznej dotyczące chorób/ciągłości.
Zgadzam się informować koordynatora kursu o wszelkich znanych alergiach / wrażliwości na chemikalia lub inne substancje istotne dla moich studiów licencjackich.
Wyrażam zgodę na poinformowanie koordynatora kursu o wszelkiej niepełnosprawności fizycznej lub umysłowej, lub o osobistych okolicznościach, które mogą mieć negatywny wpływ na bezpieczeństwo w laboratorium.

Nazwisko Studenta: ....

Podpis: ....

Data: ....

ROZDZIAŁ 1

BEZPIECZEŃSTWO W LABORATORIACH CHEMICZNYCH

1. WPROWADZENIE

Dobrze zaprojektowane, dobrze wyposażone i strategicznie zlokalizowane laboratorium chemiczne jest naprawdę wspaniałym miejscem dla *chemika badawczego*, gdzie można przekształcić swoje konceptualne, teoretyczne nowatorskie pomysły w wyraźnie widoczną rzeczywistość w postaci użytecznej "docelowej molekuły narkotyków". Ciągłe poszukiwanie nowszych leków to odwieczne dążenie na całym świecie do poprawy jakości życia ludzi, niezależnie od ich kasty i wyznania.

Należy jednak w tym miejscu wspomnieć, że dwie istotne uniwersalne prawdy i normy, a mianowicie: po *pierwsze, zachowanie* najwyższej staranności; a *po drugie,* przyjęcie surowych, bezpiecznych procedur pracy, powinno być podstawowym obowiązkiem każdej osoby pracującej w laboratorium chemicznym. Nie wolno iść na żadne kompromisy, nawet w przypadku iota wątpliwości co do bezpieczeństwa proponowanej procedury eksperymentalnej, która ma dopiero zostać podjęta.

2. OCHRONA PRZED ZAGROŻENIAMI DLA BEZPIECZEŃSTWA OSOBISTEGO

Chemik badawczy" musi zapewnić, że podczas pracy w laboratorium chemicznym nie jest narażony na żadne ryzyko lub zagrożenie dla swojego bezpieczeństwa osobistego, za wszelką cenę.

2.1 Płaszcz ochronny

Każda osoba pracująca w *laboratorium chemicznym* powinna założyć pełnowymiarową i pełnowymiarową warstwę ochronną, najlepiej białą, ponieważ wszelkiego rodzaju plamy i przypadkowe rozlania są bardziej widoczne i wyraźnie wykrywane.

2.2 Ochrona oczu

Ludzkie oko jest prawdopodobnie najważniejszym zmysłem-organem, i oczywiście najbardziej delikatnym ze względu na swoją kruchość. Dlatego ochrona oczu ma najwyższy priorytet w odniesieniu do kilku możliwych zagrożeń dla oczu, a mianowicie: narażenie na pył drobnych chemikaliów, opary lub dymy, nagłe rozpryskiwanie się płynnych chemikaliów (gorących lub zimnych), a nawet na odłamki szkła, które wybuchają podczas przeprowadzania eksperymentu. W celu uniknięcia takich niepożądanych i nieprzewidywalnych możliwych zagrożeń w *laboratorium chemicznym należy* obowiązkowo stosować parę okularów ochronnych.

2.3. Fume-Cupboards

Wszystkie doświadczenia z użyciem toksycznych rozpuszczalników i odczynników powinny być przeprowadzane w wydajnej tablicy dymowej wyposażonej w odporny chemicznie układ wydechowy.

2.4. Jednorazowe rękawice plastikowe

Dobrej jakości jednorazowe rękawice plastikowe muszą być używane obficie podczas pracy zarówno z żrącymi, jak i trującymi substancjami chemicznymi.

3. Postępowanie w laboratorium chemicznym

Ogólne zachowanie w laboratorium chemicznym powinno wiązać się z godnością, dyscypliną, dojrzałością, opanowanym zachowaniem, chłodnym temperamentem, naładowanym doskonałą obecnością umysłu, a przede wszystkim miękko-przyjemnym usposobieniem. Bezwzględnie konieczne jest jednak powoływanie się na wysoki stopień samodyscypliny w odniesieniu do następujących zasadniczych aspektów, a mianowicie

- Działalność w zbyt dużym pośpiechu
- Palenie tytoniu
- Jedzenie i picie
- Nieodpowiedzialne zachowanie (lub praktyczne żarty)
- Krzycząc i krzycząc.

4. Czystość i czystość

Jest to powszechnie znany dodatek, który - "*obok pobożności jest czystość*". *Laboratorium chemiczne* musi utrzymywać wysoki stopień czystości i czystości, który może pośrednio przyczynić się jako główny czynnik bezpieczeństwa w laboratorium. Górna część stołu roboczego musi być zawsze utrzymywana w czystości i porządku, a także należy unikać rozpraszania przy użyciu nieużywanej aparatury. Wszystkie takie urządzenia powinny być przechowywane w szafce pod stołem. Podobnie, wszystkie brudne aparaty powinny być zanurzone w roztworze detergentu lub mieszaninie czyszczącej w plastikowej misce nieco oddalonej od miejsca pracy, która w razie potrzeby może być czyszczona i przechowywana z dala od miejsca pracy.

5. Praca po godzinach

Dedykowany i sumienny *"chemik badawczy"* może być zmuszony do pracy późnym wieczorem lub w nocy, aby zakończyć trwające reakcje, które niezmiennie wymagają ścisłego nadzoru lub monitorowania. W takich przypadkach jest bezwzględnie konieczne i konieczne, aby co najmniej *dwie osoby* były fizycznie obecne w laboratorium chemicznym, w szczególności w godzinach pracy po godzinach.

6. Wytyczne dotyczące wypadków lub urazów

Każda osoba pracująca w laboratorium chemicznym musi być w pełni świadoma lokalizacji *dróg ewakuacyjnych* i *wyjść pożarowych,* a także upewnić się, że nie ma dla nich żadnych przeszkód ani ograniczeń. Ważne jest również, aby wszyscy chemicy obu płci znali dokładne położenie "Gaśnic", koców gaśniczych i natrysków do nurkowania oraz upewnili się, że są one sprawne.
(**Ostrożnie:** *Kontrola takich urządzeń powinna być przeprowadzana okresowo i należycie poświadczona przez właściwe organy.*)

7. Przechowywanie chemikaliów/odczynników w laboratorium chemicznym

Od wszystkich *"chemików badawczych"* wymaga się, aby używali różnych rodzajów chemikaliów i odczynników tak ostrożnie i ostrożnie, jak to możliwe, a następnie zwracali je do odpowiednio wyznaczonych szafek, półek lub sklepów z chemikaliami, które są łagodniejsze w użyciu. W tym miejscu należy stwierdzić, że ogólnie rzecz biorąc nie należy dopuszczać do gromadzenia się chemikaliów ani w dygestoriach, ani na stołach roboczych, aby uniknąć ewentualnych niestosownych niedogodności, które mogą ostatecznie doprowadzić do ewentualnych wypadków lub wycieków.

8. Oprogramowanie szklane

Każde szklane urządzenie, które ma jakikolwiek rodzaj pęknięcia, odprysków, defektu lub nawet zabrudzenia, po dokładnym zbadaniu, musi być natychmiast odrzucone. Co więcej, nawet minimalne pęknięcie linii włosów w szkle przeznaczonym do użytku w zespole w systemie ewakuacyjnym jest absolutnie niebezpieczne i powinno być niezwłocznie wyrzucone.

9. Unieszkodliwianie odpadów

Utylizacja odpadów stanowi ważny aspekt zarządzania laboratorium i użyteczności publicznej. Zasadniczym celem pozostaje jednak niedopuszczenie do gromadzenia się odpadów na terenie laboratorium chemicznego. Z praktycznego punktu widzenia prawie konieczne stało się składowanie różnego rodzaju odpadów w oddzielnych, oznakowanych, przykrytych metalowymi pojemnikami, umieszczonych w dogodnych miejscach w obrębie czterech ścian laboratorium, np: (*i*) W przypadku stłuczki szklanej,

(*ii*) dla materiałów łatwopalnych,

(*iii*) w przypadku toksycznych chemicznych substancji stałych,

(*iv*) dla odpadów rozpuszczalników, oraz

(*v*) Niewinne odpady stałe.

10. Idealne Laboratorium Chemiczne

Nowoczesne, dobrze wyposażone i idealne laboratorium chemiczne powinno być wyposażone w następujące dodatkowe wymagania, oprócz tych wymienionych powyżej:

a) **Alarm dymny.** Wykrywanie ewentualnego wybuchu pożaru w laboratorium w wyniku zwarcia elektrycznego lub dymu spowodowanego drobnymi/ciężkimi wybuchami chemicznymi generującymi gęsty i obfity dym.

b) **Alarm pożarowy.** W przypadku nagłych i gwałtownych wypadków pożarowych w laboratorium.

c) **Gaśnice.** Prawidłowo sprawdzone, sprawne i certyfikowane gaśnice muszą być zainstalowane w laboratorium w strategicznych i łatwo dostępnych miejscach. Powinny to być gaśnice typu suchego gazu i mokrej pianki.

d) **Wentylatory wydechowe.** W każdym *laboratorium chemicznym należy* zainstalować odpowiednie, wytrzymałe wentylatory wyciągowe w celu usunięcia z atmosfery nagromadzonych oparów rozpuszczalników, ostrego zapachu chemikaliów i innych uciążliwych oparów. Tworzą one również naturalny *dryf świeżego powietrza* do laboratorium, w którym przez wiele godzin pracuje jednocześnie kilku chemików badawczych. W ten sposób ludzkie płuca otrzymują możliwość wdychania powietrza natlenionego, a nie niepożądanych oparów i dymów toksycznych chemikaliów.

e) Kąpiel pod prysznicem. Każde *laboratorium chemiczne* musi być wyposażone w prysznice przeciwmokrowe, które mogą być użyteczne w przypadku rozlania na ciało człowieka żrących lub szkodliwych substancji chemicznych.

f) Dygestorium. **W** *laboratorium chemicznym należy udostępnić co* najmniej dwie skuteczne dygestorium w celu umożliwienia chemikom przeprowadzania wszystkich takich reakcji, w wyniku których powstają toksyczne gazy, opary lub opary. Nawet substancje chemiczne, które mają być wylewane, przenoszone lub wykorzystywane w określonej reakcji, muszą być wykonane w dygestorium z oczywistych powodów.

g) **Urządzenia telefoniczne lub komórkowe. W** laboratorium muszą być zapewnione co najmniej dwa takie urządzenia łączności, tak aby w nagłych przypadkach można było szukać pomocy w celu natychmiastowej interwencji, albo dla pomocy medycznej, albo dla służb straży pożarnej przez całą dobę.

11. Toksyczność i zagrożenia związane z substancjami chemicznymi/odczynnikami

Człowiek ma do czynienia z chemikaliami bezpośrednio lub pośrednio, w jednej lub drugiej formie, bez względu na to, czy znajduje się w laboratorium chemicznym lub w domu, czy też jest zakontraktowany z zanieczyszczonej atmosfery. Niezmiennie duża liczba chemikaliów jest nie tylko niebezpieczna w swoim charakterze, ale również potencjalnie toksyczna. Toksyczność odnosi się zazwyczaj do nieodłącznej właściwości substancji, która po dotarciu do organizmu lub wrażliwego miejsca może spowodować obrażenia. Niezliczone substancje chemiczne, z którymi zwykle styka się laboratorium, mogą powodować niepożądane szkodliwe skutki w wyniku wdychania, spożycia lub wchłonięcia przez skórę.

ROZDZIAŁ -2

SYNTEZA LEKÓW

Eksperyment nr 1

SYNTEZA ASPIRYNY

Cel: Synteza **aspiryny** (kwasu acetylosalicylowego) z kwasu salicylowego, oczyszczenie jej i podanie jej wydajności procentowej.

Wprowadzenie

Aspiryna jest niesteroidowym lekiem przeciwzapalnym (NSAID), znanym również jako kwas acetylosalicylowy, jest lekiem salicylowym, często stosowanym w leczeniu:

1) Niewielkie bóle i lekki do umiarkowanego bólu.
2) Zapalenie stawów i związane z nim stany chorobowe.
3) Profilaktyka zawału mięśnia sercowego.
4) Zmniejszenie ryzyka przemijających ataków niedokrwiennych u mężczyzn.

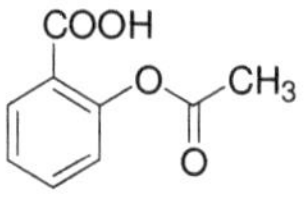

Aspirin

Zasada

Aspiryna może być przygotowana z kwasu salicylowego, bezwodnika octowego i lodowatego kwasu octowego.

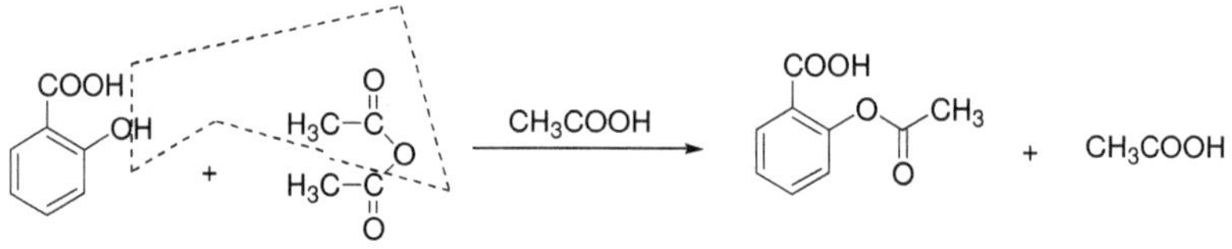

Salicyclic acid + Acetic anhydride —(CH_3COOH)→ Aspirin + CH_3COOH

Kwas salicylowy wchodzi w interakcję z bezwodnikiem octowym w obecności lodowatego kwasu octowego, przy czym rozszczepienie w bezwodniku octowym następuje wraz z utworzeniem aspiryny i kreta kwasu octowego. Lodowaty kwas octowy pomaga w wytwarzaniu nadmiaru jonu octanowego, który przenosi reakcję w kierunku do przodu. Kwas octowy otrzymany jako produkt reakcji jest ponownie wykorzystywany w samej reakcji.

Chemikalia Wymagane

1- Kwas salicylowy = 2 g

2- Bezwodnik octowy = 5 ml

3- Lodowaty kwas octowy = 5 ml

Materiały i metody

Poniższe kroki mogą zostać przyjęte w sposób sekwencyjny:

1) Odważyć około 2 g kwasu salicylowego do kolby stożkowej o pojemności 100 mL. Odmierzyć 5 mL bezwodnika octowego i wlać go do kolby.
2) Do mieszaniny reakcyjnej dodać 5 ml lodowatego kwasu octowego.
3) Gdy temperatura łaźni wodnej osiągnie 75°C, umieścić kolbę w łaźni wodnej i ogrzewać przez co najmniej 15 minut.
4) Mieszaj od czasu do czasu. Utrzymywać temperaturę wody na poziomie 75°C przez cały czas trwania tego procesu.
5) Pod koniec tego czasu należy ostrożnie dodać do kolby około 2 ml wody, aby rozłożyć nadmiar bezwodnika octowego.

Ostrożnie: W wyniku tego rozkładu mogą wydzielać się gorące opary kwasu octowego.

6) Gdy ciecz przestanie wydzielać opary, wyjąć kolbę z łaźni wodnej i dodać 20 ml wody więcej.
7) Pozostawić kolbę na około 5 minut do ostygnięcia na stole, w tym czasie należy zaobserwować, że zaczynają się tworzyć kryształy aspiryny.
8) Po 5 minutach umieścić kolbę w zlewce z wodą lodową, aby przyspieszyć krystalizację i zwiększyć wydajność produktów. Pozostawić kolbę do ostygnięcia w wodzie z lodem na dodatkowe 5-10 minut.
9) Zbierz kryształki aspiryny, filtrując zimną ciecz.

Środki ostrożności

1) Wszystkie szklane urządzenia używane do syntezy muszą być doskonale wysuszone w piecu.
2) Należy wykonać delikatny refluks w celu zakończenia acetylacji kwasu salicylowego.

Rekrystalizacja

Rekrystalizuje surowy produkt z mieszaniny kwasu octowego i wody (1 : 1).

Obserwacja i wyniki

Wydajność teoretyczna/wydajność praktyczna

Teoretyczna wydajność jest zazwyczaj obliczana na podstawie równania teoretycznego, jak podano poniżej:

Ponieważ, 138 g kwasu salicylowego w reakcji ze 102 g bezwodnika octowego daje Aspirynę = 180 g

Dlatego 2 g kwasu salicylowego powinno dać Aspirynę = (180/138) × 2 = 2,6 g

Stąd teoretyczna wydajność Aspiryny = 2,6 g

Zgłoszona wydajność praktyczna = ___________g

Dlatego,

Procent Wydajność praktyczna = (Wydajność praktyczna/wydajność teoretyczna) × 100

= (________ /2.6) × 100 = _________ %

Wniosek: Aspirynę otrzymuje się w postaci monoklinicznych tabletek lub kryształków igiełkopodobnych, mp 135°C, a jej wydajność procentowa wynosi %___________.

Pozycja	**Obserwacje**	
	Start	**Produkt**
Temperatura topnienia		
TLC		
Test FeCl3		
Test na obecność fitaleiny		
Test na bromowanie		

Eksperyment nr 2

SYNTEZA PARACETAMOLU

Cel: Synteza **paracetamolu** (acetaminofenu) z *para-aminofenolu*, oczyszczenie go i podanie jego wydajności procentowej.

Wprowadzenie

Paracetamol należy do klasy leków zwanych "analgetykami anilinowymi"; jest to jedyny taki lek stosowany do dziś. Jest on klasyfikowany jako niesteroidowy lek przeciwzapalny (NLPZ) i jest szeroko stosowany jako:

1) Skuteczny środek *przeciwgorączkowy* i *przeciwbólowy*; pierwsze działanie, *tj.* przeciwgorączkowe, jest spowodowane działaniem na ośrodek regulacji cieplnej podwzgórza, natomiast drugie, *tj.* przeciwbólowe poprzez podniesienie progu bólu.

2) Leczenie chorób, którym towarzyszy ból, dyskomfort i gorączka, na przykład: przeziębienie i inne infekcje wirusowe.

3) Jest również skuteczny w szerokim spektrum stanów *zwyrodnieniowych* i *reumatycznych* obejmujących bóle *mięśniowo-szkieletowe oraz* bóle spowodowane przez bóle głowy, dyzmenorrhea, mielenie i neuralgie.

4) W przeciwieństwie do aspiryny, paracetamol nie antagonizuje działania *środków moczowodowych.*

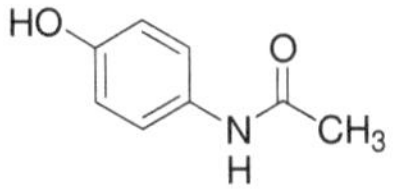

HO, O, N, H, CH_3

Paracetamol

Zasada

Mechanizmem tym jest nukleofilna addycja-eliminacja (tworzenie N-subs amidów), samotna para na N 4-aminofenolu działa jak nukleofil, ponieważ atakuje węgiel w bezwodniku; powstałe związki to 1 mol paracetamol + 1 mol kwasu jako produkt uboczny.

CH_3COOH

Acetic anhydride Paracetamol Acetic acid

Chemikalia Wymagane

1- para-aminofenol = 2 g

2- Bezwodnik octowy = 2,2 ml

3 Lodowcowy kwas octowy = 6 ml

Materiały i metody

Poszczególne kroki są wyliczone jak poniżej:

1) 2 g 4-aminofenolu umieszczono w kolbie stożkowej o pojemności 100 ml. W dygestorium dodano 2,2 ml bezwodnika octowego i delikatnie wstrząsnąć w celu wymieszania.
2) **Dodano 6 ml lodowatego kwasu octowego i energicznie mieszano**
3) **Mieszanina była podgrzewana na kąpieli wodnej przez około 20 minut.**
4) Po podgrzaniu schłodzić mieszaninę reakcyjną, wlać zimną, lodowatą wodę.
5) Ciało stałe zostało odfiltrowane, umyte zimną wodą i wysuszone.
6) Produkt został oczyszczony przez krystalizację z wody destylowanej, poprzez rozpuszczenie surowego produktu w minimalnej ilości wody destylowanej o temperaturze około 80 °C.

Środki ostrożności

1) Reakcja powinna mieć miejsce w dygestorium
2) Chociaż -NH2 jest bardziej nukleofilny niż -OH, należy unikać nadmiaru bezwodnika octowego, ponieważ istnieje możliwość podwójnego acetylacji 4-aminofenolu.
3) Należy unikać wysokiej temperatury.

Rekrystalizacja

Rozpuścić surowy produkt w 70% (*v/v*) etanolu i podgrzać go do 60°C; dodać 2 g sproszkowanego węgla zwierzęcego (węgiel odbarwiający). Przefiltrować i skoncentrować filtrat nad kąpielą wodną. Pozostawić do ostygnięcia, a duże monokliniczne kryształy odseparować.

Obserwacja i wyniki

Wydajność teoretyczna/wydajność praktyczna

Ponieważ 109 g *p-aminofenolu* na acetylacji przy 102 g bezwodnika octowego daje Paracetamol = 151 g

Zatem 2 g *p-aminofenolu* daje Paracetamol = (151/109) × 2 = 2,77 g

Stąd teoretyczna wydajność Paracetamolu = 2,77 g

Zgłoszona wydajność praktyczna = ___________ g

Procentowa wydajność praktyczna = (wydajność praktyczna/ wydajność teoretyczna) × 100 = (________ / 2,77) × 100 = ___________ %.

Wniosek: Paracetamol (mp. 169-170,5°C), otrzymano w postaci monoklinicznych kryształów i stwierdzono procentową wydajność____________.

Pozycja	**Obserwacje**	
	Start	**Produkt**
Temperatura topnienia		
TLC		
Test FeCl3		
Test na obecność fitaleiny		
Test na bromowanie		
Test na obecność ninhydryny		
Test karbyloaminowy		
Test na barwnik azowy		
Test potwierdzający		

Eksperyment nr 3

SYNTEZA ACETANILIDU

Cel: Synteza **acetanilidu** z aniliny w celu jego oczyszczenia i określenia jego wydajności procentowej.

Wprowadzenie

Acetanilid jest bezwonną substancją stałą o wyglądzie liści lub płatków. Acetanilid był pierwszą pochodną aniliny o właściwościach przeciwbólowych i przeciwgorączkowych, którą A. Cahn i P. Hepp szybko wprowadzili do praktyki medycznej pod nazwą Antifebrin w 1886 roku. Jednak jego (pozornie) nieakceptowalne toksyczne działanie, z których najbardziej alarmującym jest sinica spowodowana methemoglobinemią, skłoniło do poszukiwania rzekomo mniej toksycznych pochodnych aniliny, takich jak fenycetyna. Jej główne zastosowania są następujące:

1) Posiada działanie przeciwgorączkowe i przeciwbólowe.
2) Jest niezmiennie stosowany w produkcji innych leków, *np.* sulfonamidu; oprócz barwników.
3) Stosowany jest również jako stabilizator dla roztworu H2O2.
4) Znajduje zastosowanie jako dodatek do lakierów z estrów celulozy.

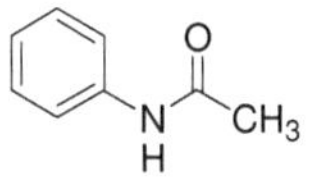

Acetanilide

Zasada

Aminy mogą być przetwarzane (acylowane, dodające karbonyl i tracące proton) przy użyciu bezwodnika octowego jako źródła grupy "Acyl", aby utworzyć amid. Synteza acetanilidu poprzez reakcję podstawienia (dodania/eliminacji) acylu pomiędzy aniliną działa jak nukleofil i grupa Acylu z bezwodnika octowego działa jak elektrofil.

(a) Aniline + HCl → Aniline hydrochloride

(b) Aniline + Acetic anhydride —($H_3C-CO-ONa$, Sod. acetate)→ Acetanilide + $H_3C-CO-OH$ (Acetic acid)

(c) $H_3C-CO-ONa$ (Sod. acetate) —hydrolysis→ $H_3C-CO-O^{\ominus}$ (Acetate ion) + $Na^{\oplus}$

Chemikalia Wymagane

1- Anilina = 2 ml (Świeżo redestylowana, aby uzyskać produkt prawie bezbarwny)

2- Bezwodnik octowy = 3 ml

3- Octan sodu (krystaliczny) = 3,5 g

4- Stężony kwas solny (12 N) = 2 ml

Materiały i metody

Poszczególne kroki, o których mowa, są następujące:

1) Przenieść 2 ml aniliny do zlewki o pojemności 500 ml i dodać do niej 2 ml stężonego kwasu solnego i 5 ml wody destylowanej. Zawartość zlewki dokładnie wymieszać szklaną bagietką do momentu rozpuszczenia się całej aniliny.

2) Rozpuścić w oddzielnej zlewce o pojemności 100 ml 3,5 g octanu sodu w 50 ml wody destylowanej.

3) Do klarownego roztworu aniliny (1) dodać 3 ml bezwodnika octowego, w małych partiach w odstępach czasu, stale energicznie mieszając do uzyskania idealnie jednorodnego roztworu.

4) **Natychmiast** wlać roztwór otrzymany z (3) do roztworu octanu sodu (2). Wstrząsnąć dokładnie zawartością za pomocą szklanego pręcika i zanurzyć zlewkę zawierającą substancje reagujące w łaźni lodowej.

5) Piękne, lśniące kryształy acetanilidu oddzielają się, które można odfiltrować w lejku Büchnera przez zastosowanie odsysania, umyć dostatecznie zimną wodą, wycisnąć nadmiar wody przez naciśnięcie odwróconego szklanego korka. Przenieść surowy produkt na szkiełko zegarkowe za pomocą łopatki ze stali nierdzewnej, a następnie wysuszyć go w piecu elektrycznym utrzymywanym wcześniej w temperaturze 80°C.

Środki ostrożności

1) Anilina jest toksyczna i może być wchłaniana przez skórę. Stosować w dygestorium.

2) Stężony kwas solny może powodować poważne oparzenia.

3) Bezwodnik octowy jest lachryminalny.

Rekrystalizacja

Rekrystalizacja jest niezmiennie możliwa dzięki rozpuszczeniu produktu w minimalnej ilości rozpuszczalnika. W tym przypadku należy pobrać około 2 g otrzymanego surowego acetanilidu i rozpuścić go w minimalnej objętości gorącego spirytusu rektyfikowanego [2% (*v/v*)]. Otrzymuje się praktycznie śnieżnobiałe kryształy acetanilidu.

Obserwacja i wyniki

Wydajność teoretyczna/wydajność praktyczna

Ponieważ 93 g aniliny w reakcji ze 102 g bezwodnika octowego daje acetanilid = 135,16 g

Dlatego 2 g aniliny powinno dać acetanilid = (135/93) × 2 = 2,9 g

Stąd teoretyczna wydajność Acetanilidu = 2,9 g

Zgłoszona wydajność praktyczna = ___________ g

Procentowa wydajność praktyczna = (wydajność praktyczna/ wydajność teoretyczna) × 100 = (________ / 2,9) × 100 = %______________.

Wniosek: Acetanilid (mp 113- 114°C), został otrzymany w postaci śnieżnobiałych kryształków i stwierdzono, że procentowa wydajność wynosi ____________ %.

Pozycja	**Obserwacje**	
	Start	**Produkt**
Temperatura topnienia		
TLC		
Test na obecność ninhydryny		
Test karbyloaminowy		
Test na barwnik azowy		
Test potwierdzający		

Eksperyment nr 4

SYNTETESZA FENYLO-AZO-β-APHTHOLU

Cel: Synteza **fenyloazo-β-naftolu** z aniliny, oczyszczenie go i podanie jego wydajności procentowej.

Wprowadzenie

Fenyloazo-β-Naftol lub Sudan I (znany również powszechnie jako CI Solvent Yellow 14 i Solvent Orange R), jest lizochromem, barwnikiem diazo-koniugatowym o wzorze chemicznym 1-fenylazo-2-naftolu. Sudan I to sproszkowana substancja o pomarańczowo-czerwonym wyglądzie. Dodatek ten jest stosowany głównie do barwienia wosków, olejów, benzyny, rozpuszczalników i środków polerskich. Sudan I został również przyjęty do barwienia różnych środków spożywczych, w tym poszczególnych marek curry i chili w proszku, chociaż stosowanie Sudanu I w żywności jest obecnie zakazane w wielu krajach, ponieważ Sudan I, Sudan III i Sudan IV zostały sklasyfikowane jako substancje rakotwórcze kategorii 3 (nie można ich zaklasyfikować jako rakotwórcze dla ludzi) przez Międzynarodową Agencję Badań nad Rakiem. Sudan I jest nadal stosowany w niektórych preparatach dymu o pomarańczowym zabarwieniu oraz jako barwnik odpadów bawełnianych wykorzystywanych w doświadczeniach chemicznych. Ma on następujące zastosowania:

1) Stosowany jest jako ważna i użyteczna plama dla różnych obiektów patologicznych.
2) Znajduje również zastosowanie jako bejca biologiczna.

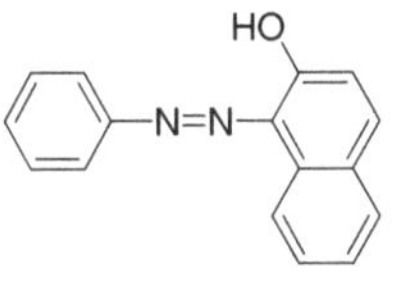

HO

N=N

Phenyl-azo-B-naphthol

Zasada

Barwnik azowy definiuje się jako posiadający powiązanie azowe (-N=N-) jako część chromoforu. Barwniki azowe robione są w dwóch krokach. Po pierwsze, pierwszorzędowa amina aromatyczna reaguje, dając sól diazonową, jak pokazano w równaniu 1.

Po drugie, sól diazonowa jest reaktywowana lub połączona z silnie aktywowanym układem aromatycznym, takim jak β-naftol, jak pokazano w równaniu 2.

NaNO2 + HCl ------ > HNO2 + NaCl

C_6H_5–$\ddot{N}H_2$.HCl + HNO_2 ⟶ C_6H_5–$\overset{\oplus}{N}$≡N. $\overset{\ominus}{Cl}$ + 2H_2O

C_6H_5–$\overset{\oplus}{N}$≡N . $\overset{\ominus}{Cl}$ + HO-naphthalene —NaOH / -HCl⟶ C_6H_5–N=N–(HO)naphthalene

Phenyl diazonium chloride

B-Naphthol

Phenyl-azo-B-naphthol

Chemikalia Wymagane

Anilina (świeżo destylowana) = 2 g

1- Kwas solny conc. (12 N) = 6 ml

2- β-naftol = 3,12 g

3- Roztwór wodorotlenku sodu [10% (w/v)] = 20 ml

4- Azotyn sodu (czysty) = 1,6 g

Materiały i metody

Poszczególne kroki, o których mowa, są następujące:

1) W zlewce o pojemności 250 ml rozpuścić 2 g aniliny w 6 ml conc. HCl i rozcieńczyć go z 7 ml wody destylowanej. Schłodzić zawartość zlewki w łaźni z lodem, często mieszając, do osiągnięcia temperatury pomiędzy 0-5 °C. Można zaobserwować, że świeżo destylowana oleista anilina całkowicie rozpuściła się w środowisku wodnym w postaci chlorowodorku aniliny].

2) W międzyczasie, rozpuścić oddzielnie 1,6 g azotynu sodu w 8 ml wody i schłodzić roztwór również w tej samej łaźni lodowej (0-5°C).

3) Diazotyzować roztwór aniliny (1) przez dodanie roztworu azotynu sodu (2) w małych partiach (2 ml) w odstępach czasu, energicznie mieszając szklaną bagietką, uważając, aby temperatura mieszaniny reakcyjnej za wszelką cenę nie przekroczyła 5°C. (W razie potrzeby do mieszaniny reakcyjnej można dodać 10-15 g skruszonego lodu w celu zapewnienia właściwego schłodzenia przy włączonej diazotyzie).

4) Po całkowitym dodaniu roztworu azotynu sodu należy zbadać mieszaninę reakcyjną na obecność wolnych azotynów poprzez wyjęcie jednej kropli i natychmiastowe umieszczenie jej na papierze skrobiowym KI, który w obecności wolnego kwasu azotowego wyraźnie zmieni kolor na niebieski. (Można zauważyć, że poprzez zastosowanie dobrej jakości azotynu sodu i dodanie 10% nadmiaru w stosunku do wartości teoretycznej można stwierdzić zakończenie reakcji diazotyzowania).

5) Rozpuścić 3,12 g (0,054 mol) β-naftolu oddzielnie w 250 ml zlewce w 20 ml 1 N roztworu wodorotlenku sodu i schłodzić roztwór benzyny w łaźni lodowej (0-5°C).

6) Ostrożnie i powoli dodawać zimny roztwór soli diazonowej do roztworu β-naftolu z ciągłym, energicznym mieszaniem. Należy zachować szczególną ostrożność, aby nie dopuścić do wzrostu temperatury mieszaniny reakcyjnej powyżej 5°C. W tym celu należy dodać zimny roztwór soli diazonowej do roztworu β-naftolu z ciągłym, energicznym mieszaniem. W razie potrzeby, w czasie trwania reakcji sprzęgania, należy dodać pokruszony lód.

7) Powstaje czerwony kolor i oddzielają się kryształy surowego fenyloazo- β-naftolu. Pozostawić mieszaninę reakcyjną na 30-40 minut, mieszając między sobą, aby zakończyć reakcję. Przefiltrować czerwony produkt w lejku Büchnera za pomocą odsysania, a następnie przemyć go lodowato zimną wodą. Odsączyć wodę, naciskając odwrócony szklany korek.

Środki ostrożności

1) Anilina powinna być rozpuszczona w wodnym HCl i schłodzona do 0-5°C.

2) Należy stosować dobrą jakość NaNO2; i około 10% dodatkowej kwoty faktycznie wykorzystanej od kwoty teoretycznej.

3) Roztwór β-naftolu w 10% (w/v) wodnym NaOH jest sporządzany i chłodzony do temperatury 0-5°C.

4) Reakcja sprzęgania odbywa się w łaźni lodowej tylko dlatego, że w jej trakcie wytwarzane jest ciepło.

Rekrystalizacja

Produkt surowy (9.5 g) można poddać rekrystalizacji z około 100-110 ml lodowatego kwasu octowego i przefiltrować głęboko czerwone kryształy za pomocą odsysania, przemyć niewielką ilością etanolu (lub spirytusu metylowanego), aby pozbyć się wszelkich pozostałości lodowatego kwasu octowego. Na koniec osuszyć czysty skrystalizowany produkt na bibule filtracyjnej.

Obserwacja i wyniki

Wydajność teoretyczna/wydajność praktyczna

Ponieważ 93,06 g aniliny w reakcji z 144,06 g β-naftolu daje fenyloazo-β-naftol = 248,09 g

Dlatego 2 g aniliny daje fenyloazo- β-naftol = (248/93) × 2 = 5,33 g

Stąd teoretyczna wydajność fenyloazo- β-naftolu = 5,33 g

Zgłoszona wydajność praktyczna =_______________ g

Dlatego też, Procentowa wydajność praktyczna = (wydajność praktyczna/ wydajność teoretyczna) × 100

= (__________ / 5.33) × 100 = _____________ %

Wniosek: Fenyloazo-β-Naftol (mp 130,5-131°C), otrzymano w postaci pomarańczowo-czerwonych kryształków i stwierdzono ____________ procentową wydajność.

Pozycja	Obserwacje	
	Start	Produkt
Temperatura topnienia		
TLC		
Test na obecność ninhydryny		
Test karbyloaminowy		
Test na barwnik azowy		
Test potwierdzający		

Eksperyment nr 5

SYNTEZA PODSTAWY SCHIFFA

Cel: Synteza **bazy Schiffa** z benzaldehydu i aniliny, oczyszczenie jej i podanie jej wydajności procentowej.

Wprowadzenie

Baza Schiffa, jest związkiem z grupą funkcyjną, który zawiera podwójne wiązanie węgiel-nitrogen z atomem azotu połączonym z grupą arylową lub alkilową, a nie wodorem. Łańcuch na bazie azotu sprawia, że baza Schiffa jest stabilną iminą.

Używa:

1- Półprodukty chemiczne i bazy zapachowe

2- Barwniki i przyspieszacze gumy

3- Ciekłe kryształy dla elektroniki.

4- Stosowany do ochrony różnych grup funkcyjnych i syntezy szeregu ligandów organicznych.

5- Chemia polimerów, mogą one służyć jako potencjalne ogniwa reagujące na pH w łańcuchach polimerowych.

Zasada

Elektrofilowe atomy węgla aldehydów i ketonów mogą być celem ataku nukleofilowego przez aminy, tworząc hemiaminal, po którym następuje odwodnienie w celu wytworzenia iminy. Końcowym wynikiem tej reakcji jest związek, w którym wiązanie podwójne C=O jest zastąpione przez wiązanie podwójne C=N. Ten typ związku jest znany jako **imina**, czyli **baza Schiffa**.

$$C_6H_5\text{-}CHO + H_2N\text{-}C_6H_5 \xrightarrow{-H_2O} C_6H_5\text{-}CH{=}N\text{-}C_6H_5$$

Benzaldehyde Aniline Schiff base

Chemikalia Wymagane

1- Anilina = 2 ml

2- Benzaldehyd = 2 ml

3- Lodowcowy kwas octowy = 3 krople

4- Absolutny metanol = 10 ml

Materiały i metody

Poszczególne kroki związane z syntezą podstawy schiffa są następujące:

1) Umieścić oczyszczony benzaldehyd (2 ml) i redestylowaną anilinę (2 ml) w kolbie zawierającej 10 ml bezwodnego metanolu i kilka kropli lodowatego kwasu octowego.

2) Podgrzewać mieszaninę na wrzącej łaźni wodnej przez 30 minut, mieszając.

3) Schłodzić zawartość, dobrze wymieszać, przefiltrować bazę Schiffa i skrystalizować ją z etanolu, m.p. 55°C.

Obserwacja i wyniki

Teoretyczna wydajność/praktyczna wydajność

Teoretyczna wydajność jest zazwyczaj obliczana na podstawie równania podanego w teorii, jak podano poniżej:

Ponieważ 106,12 g benzaldehydu po obróbce aniliną daje podstawę Schiffa = 181 g

Dlatego 2 g (2 ml) benzaldehydu daje podstawę Schiffa = (181/106.12) × 2 = 3,41 g

Stąd teoretyczna wydajność podstawy Schiffa = 3,41 g

Zgłoszona wydajność praktyczna = ___________g

Dlatego też, Procentowy Zysk Praktyczny = (Zysk Praktyczny/Teoretyczny Zysk) × 100 = (________ / 3.41) × 100 = ___________%.

Wniosek

Zasadę Schiffa otrzymano w postaci bezbarwnych kryształów, a procentowa wydajność wynosi %___________.

Pozycja	**Obserwacje**	
	Start	**Produkt**
Temperatura topnienia		
TLC		
Test na obecność ninhydryny		
Test karbyloaminowy		
Test na barwnik azowy		
Test Schiffa		

Fehling's Test		
Test Benedykta		

Eksperyment nr 6

SYNTEZA BENZALACETOFENONU

Cel: Synteza **benzalacetofenonu** z acetofenonu, oczyszczenie go i podanie jego wydajności procentowej.

Wprowadzenie

- **Chalkon** jest aromatycznym ketonem i enone, który tworzy centralny rdzeń dla różnych ważnych związków biologicznych, które są znane łącznie jako chalkony lub chalkonoidy.
- Benzylidenoacetofenon jest członkiem macierzystym serii chalcone. Alternatywną nazwą nadaną chalkonowi jest keton fenylo styrylowy, benzalacetofenon, β-fenyloakrylofenon, *γ-oxo-α,γ-difenyloalfa-propylen* i α-fenylo-benzoyletylen.
- Stwierdzono, że reakcja ta działa bez użycia rozpuszczalnika - jest to reakcja półprzewodnikowa.
- Reakcja pomiędzy podstawionymi benzaldehydami i acetofenonami została wykorzystana do zademonstrowania zielonej chemii w edukacji chemicznej na studiach licencjackich. W badaniach nad syntezą zielonej chemii z tych samych materiałów wyjściowych w wodzie wysokotemperaturowej (200-350 °C) zsyntetyzowano również chalkony.
- Alternatywnie, podstawione chalkony zostały zsyntetyzowane za pomocą kondensacji za pośrednictwem piperydyny w celu uniknięcia reakcji ubocznych, takich jak wielokrotna kondensacja, polimeryzacja i zmiany aranżacji.Przykładem jest redukcja karbonylowa chalkonu za pomocą wodorku tributylocyny. Opracowano również enancjoselektywną wersję tej reakcji.

Zasada

Kondensacja skrośnego aldolu prowadzi do powstania wielu różnych produktów, chyba że jeden ze związków karbonylowych nie może utworzyć jonu enolowego, co oznacza, że związek ten nie zawiera α-hydrogenów.

Powstanie jeden jon enolate, który jest z innego związku karbonylowego. Po utworzeniu, nukleofilny jon enolatowy atakuje węgiel karbonylowy, tworząc produkt β-hydroksykarbonylu.

Następnie produkt β-hydroksykarbonylu eliminuje cząsteczkę wody, tworząc sprzężony system składający się z podwójnego wiązania i grupy karbonylowej. Koniugacja jest przedłużona również przez dwa pierścienie benzenowe, tworząc bardzo stabilny produkt - benzalcetofenon.

CHO + H_3C — aq. NaOH / EtOH →

Benzaldehyde Acetophenone Chalcon

Chemikalia Wymagane

1- Acetofenon = 2 g

2- Benzaldehyd = 1,7 g

3- Etanol = 10 ml

4- Wodorotlenek sodu = 0,5 g

Materiały i metody

Poszczególne etapy związane z syntezą benzalacetofenonu są przedstawione poniżej:

1) Rozpuścić wodorotlenek sodu (0,5 g/m²) w mieszaninie wody (5 ml) i etanolu (10 ml) w kolbie.
2) Zanurzyć kolbę w kruszonej łaźni lodowej, a następnie dodać powoli acetofenon (2 g) i benzaldehyd (1,7 g) w temperaturze 10°C.
3) Wyjąć kolbę i energicznie mieszać przez 1-2 godziny, aż mieszanina stanie się bardzo lepka w temperaturze pokojowej.
4) Trzymać kolbę w łaźni z lodem przez 10 minut.
5) Preparat przefiltrować zimną wodą, przemyć zimną wodą, aż do momentu, gdy przemycie stanie się neutralne dla litu i skrystalizuje się z etanolu, m.p. 57-58°C.

Obserwacja i wyniki

Teoretyczna wydajność/praktyczna wydajność

Teoretyczna wydajność jest zazwyczaj obliczana na podstawie równania podanego w teorii, jak podano poniżej:

Ponieważ 120 g acetofenonu daje benzalacetofenon = 208 g

W związku z tym 2 g acetofenonu daje benzalacetofenon = (208/120) × 2 = 3,46 g

Stąd teoretyczny plon benzalacetofenonu = 3,46 g

Zgłoszona wydajność praktyczna = ____________g

Dlatego też, Procentowy Zysk Praktyczny = (Zysk Praktyczny/Teoretyczny Zysk) × 100 = (_________ / 3,46) × 100 = ____________%.

Wniosek

Benzalacetofenon został otrzymany w postaci kryształów i stwierdzono, że procentowa wydajność wynosi %____________.

Pozycja	Obserwacje	
	Start	Produkt
Temperatura topnienia		
TLC		
Test Schiffa		
Fehling's Test		
Test Benedykta		

Eksperyment nr 7

SYNTEZA HYDANTOINY

Cel: Synteza hydantoiny z benzilu i mocznika, jej oczyszczenie i podanie jej wydajności procentowej.

Wprowadzenie

Hydantoina, czyli glikolilomocznik, jest heterocyklicznym związkiem organicznym o wzorze CH2C(O)NHC(O)NH. Jest to bezbarwna substancja stała, która powstaje w wyniku reakcji mocznika i benzilu. Hydantoiny mogą odnosić się do grup i klas związków o takiej samej strukturze pierścieni jak rodzica. Na przykład, fenytoina (wymieniona poniżej) posiada dwie grupy fenylu podstawione na węgiel numer 5 w cząsteczce hydantoiny.

Używa:

1- Antykonwulsanty

2- Środek zwiotczający mięśnie w złośliwej hipertermii

3- Neuroleptyczny zespół złośliwy, spastyczność i zatrucie ekstazą.

Zasada

Jest on syntetyzowany w wyniku reakcji benzilu i mocznika w obecności wodnego wodorotlenku sodu, a w wyniku utraty wody następuje jego ponowne ułożenie.

O O + H2N H2N C=O NaOH OH H N O N H OH - H_2O H N O N H O

Chemikalia Wymagane

Benzil 2,5 gm

Mocznik 1,5 gm

30 % wodny wodorotlenek sodu 10 ml

Etanol 25 mL

Materiały i metody

Poszczególne etapy związane z syntezą hydantoiny difenylowej są opisane poniżej:

1) Umieścić benzil (2,5 gm), mocznik (1,5 gm), 30% wodorotlenek sodu (10 ml) i etanol (25 ml) w 250 ml kolbie okrągłodennej.

2) Podgrzać kolbę do temperatury ok. 70-80°C na łaźni wodnej przez 1h.

3) Pozostawić na 5 minut, wlać zawartość do lodowatej wody.

5) Przefiltrować i dodać stężony kwas solny do filtratu oraz schłodzić mieszaninę na łaźni lodowej.

6) Odfiltrować produkt i skrystalizować go z etanolu, m.p. 295 °C.

Środki ostrożności

1) Użyć świeżo przygotowanego wodorotlenku sodu.

2) Dodawać wodorotlenek sodu powoli i ciągłym mieszaniem.

Obserwacja i wyniki

Teoretyczna wydajność/praktyczna wydajność

Teoretyczna wydajność jest zazwyczaj obliczana na podstawie równania podanego w teorii, jak podano poniżej:

Ponieważ 210 gm benzilu po obróbce mocznikiem daje difenylohydantoinę = 252 g

Dlatego 2,5 gm benzilu powinno dać hydantoinę = (252/210) × 2,5 = 3 g

Stąd teoretyczna wydajność hydantoiny = 3 g

Zgłoszona wydajność praktyczna = ___________g

W związku z tym, Procentowy zysk praktyczny = (zysk praktyczny/ zysk teoretyczny) × 100 = (________ / 3) × 100 = ____________%.

Wniosek

Hydantoina difenylowa została otrzymana w postaci białych kryształów i stwierdzono, że procentowa wydajność wynosi %____________.

Pozycja	**Obserwacje**	
	Start	**Produkt**
Temperatura topnienia		
TLC		

Eksperyment nr 8

SYNTEZA HYDROKSYMOCZNIKA

Cel: Synteza Hydroksymocznika z cyjanianu potasu, jego oczyszczenie i podanie jego wydajności procentowej.

Wprowadzenie

Hydroksymocznik jest lekiem przeciwnowotworowym, po raz pierwszy zsyntetyzowanym w 1869 r., stosowanym w mieloproliferacyjnej i istotnej trombocytemii. Stosuje się go również w celu zmniejszenia częstości bolesnych ataków w chorobach sierpowatokomórkowych i ma właściwości antyretrowirusowe w chorobach takich jak AIDS.

$$NH_2CONHOH$$

Hydroxyurea

Używa

Hydroksykarbamid jest stosowany w następujących wskazaniach:

1- Choroby mieloproliferacyjne

2- Choroba sierpowatokomórkowa

2- AIDS w połączeniu z terapią antyretrowirusową

3- Druga linia lecznicza na łuszczycę

4- Mastocytoza systemowa

5- Przewlekła białaczka szpikowa

6- Badania biochemiczne jako inhibitor replikacji DNA

Zasada

$$KNCO \quad + \quad NH_2OH.HCl \longrightarrow NH_2CONHOH \quad + \quad KCl$$

Cyjanian potasu reaguje z chlorowodorkiem hydroksyloaminy w obecności etanolu i wody, tworząc hydroksymocznik w postaci czystych i bezbarwnych kryształów.

Chemikalia Wymagane

1) Cyjanian potasu = 2 g

2) Chlorowodorek hydroksyloaminy = 1,7 g

3) Etanol = 75 ml

4) Eter dietylowy = 100 ml

Materiały i metody

Roztwór 2 g cyjanianu potasu w 25 ml wody dodaje się powoli do 1,7 g hydroksyloaminy HCl w 75 ml etanolu schłodzonego do 10°C. Wytrącony chlorek potasu jest filtrowany, a do przesączu dodaje się 100 ml eteru dietylowego. Następnie wytrąca się i odfiltrowuje wytrącony chlorek potasu, a nadmiar zwilża się do sucha w vacuo yields hydroxyurea.

N.B.

Do różnicowania między hydroksymocznikiem a chlorkiem potasu:

1- Hydroxyurea:

a- Bardzo dobrze rozpuszczalny w wodzie

b- Słabo rozpuszczalny w etanolu

c- Lekko rozpuszczalny w eterze dietylowym

d- Temperatura topnienia: 133-136 °C

2- Chlorek potasu:

a- Bardzo dobrze rozpuszczalny w wodzie

b- Nierozpuszczalny w alkoholu

c- Nierozpuszczalny w eterze dietylowym

d- Temperatura topnienia powyżej 300 °C

Obserwacja i wyniki

Teoretyczna wydajność/praktyczna wydajność

Teoretyczna wydajność jest obliczana na podstawie równania podanego w teorii, jak podano poniżej:

Ponieważ 81 g cyjanianu potasu po poddaniu działaniu roztworu chlorowodorku hydroksyloaminy daje hydroksymocznik = 76 g

Dlatego 2 g cyjanianu potasu powinno dać hydroksymocznik = (76/81) × 2 = 1,87 g

Stąd teoretyczna wydajność Hydroxurea = 1,87 g

Zgłoszona wydajność praktyczna = ___________g

Procentowa wydajność praktyczna = (wydajność praktyczna/ wydajność teoretyczna) × 100 = (_________ / 1,87) × 100 = ___________%.

Wniosek

Hudroksymocznik otrzymano w postaci bezbarwnych kryształów i stwierdzono, że procentowa wydajność wynosi %____________.

Pozycja	**Obserwacje**	
	Start	**Produkt**
Temperatura topnienia		
TLC		
Azotan ceramiczno-amonowy Test		
Test Ester		
Chlorek acetylu Test		

Eksperyment nr 9

SYNTEZA ACETYLOCYSTEINY

Cel: Synteza **acetylocysteiny** z L-cysteiny, oczyszczenie jej i podanie jej zawartości procentowej.

Wprowadzenie

Acetylocysteina, znana również jako *N-acetylocysteina* lub *N-acetylo-L-cysteina* (w skrócie NAC), jest lekiem farmaceutycznym i suplementem diety stosowanym głównie jako środek mukolityczny. Acetylocysteina jest pochodną cysteiny; grupa acetylowa jest dołączona do atomu azotu. Związek ten jest sprzedawany jako suplement diety, który ma działanie przeciwutleniające i chroniące wątrobę.

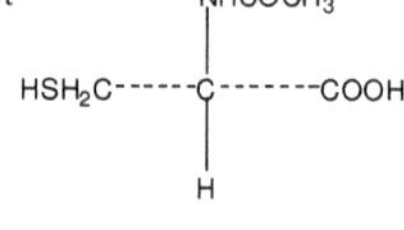

Acetylcysteine

Jego różne zastosowania obejmują

1) Zmniejsza lepkość wydzieliny płucnej i ułatwia jej usunięcie.

2) Najskuteczniej działa w 10% do 20% roztworach o pH od 7 do 9; najczęściej stosuje się go w formie bezpośredniej iniekcji lub nebulizacji aerozolowej.

3) Podanie *N-Acetylocysteiny* (NAC) wydaje się zmniejszać symptomatologię związaną z *grypą* i epizodami *grypopodobnymi.*

4) Doustna suplementacja NAC może stanowić ostrożne zalecenie dla osób palących lub osób stale narażonych na bierne palenie.

5) NAC jest antidotum z wyboru na przedawkowanie lub zatrucie acetaminofenu (tzn. paracetamolu).

6) NAC wydaje się mieć pewną kliniczną przydatność jako czynnik chelatujący w terapii *zatruć metalami ciężkimi* . (NAC skutecznie chelatuje Au, Ag i Hg.)

7) NAC może mieć korzystny wpływ terapeutyczny na objawy oczne zespołu Sjogrena

8) Wydaje się, że NAC ma kilka możliwych ról terapeutycznych związanych z chorobami serca, *to znaczy,* że zwiększa aspekty skuteczności nitrogliceryny (NTG).

9) Stosowany jest również jako terapia wspomagająca w *chorobach oskrzelowo-płucnych,* gdy pożądana jest mukoliza .

10) Z pewnym powodzeniem stosowano ją również w leczeniu niedrożności jelit spowodowanej śluzówką jelitową, która jest związana z mukowiscydozą u noworodków.

Zasada

L-cysteina jest bezpośrednio acetylowana bezwodnikiem octowym w obecności kilku kropli stężonego kwasu siarkowego w celu wytworzenia acetylocysteiny i znamienia kwasu octowego. Obecny H2SO4 pomaga w wyodrębnieniu jednego H-atomu z aminowej funkcji L-cysteiny do utworzenia jednego znamienia kwasu octowego, jak wskazano powyżej.

$$HSH_2C-CH(NH_2)-COOH + (CH_3CO)_2O \xrightarrow{\text{conc. } H_2SO_4} HSH_2C-CH(NHCOCH_3)-COOH + CH_3COOH$$

L-Cysteine | Acetic anhydride | Acetylcysteine | Acetic acid

Chemikalia Wymagane

1- L-Cysteina = 2 g

2- Bezwodnik octowy = 4 ml

3- Conc. Kwas siarkowy = 3-4 krople

Materiały i metody

Postępuj zgodnie z kolejnością kroków:

1) Odważyć 2 litry L-cysteiny i przenieść do kolby stożkowej o pojemności 100 ml.

2) Do kolby dodać ostrożnie 4 ml bezwodnika octowego i 3 krople stężonego kwasu siarkowego.

3) Zawartość kolby dokładnie wymieszać i ogrzewać w łaźni wodnej utrzymywanej w temperaturze 60°C przez około 20 minut, mieszając z przerwami.

4) Odczekać, aż zawartość kolby osiągnie temperaturę pokojową, a następnie wlać cienkim strumieniem bezpośrednio do 100 ml zimnej wody w zlewce o pojemności 250 ml, często mieszając zawartość szklaną bagietką.

5) Przefiltrować surowy produkt na lejku Büchnera za pomocą odsysania, obficie umyć zimną wodą, dobrze opróżnić i wysuszyć w piecu utrzymywanym w temperaturze 80°C. Wydajność surowej acetylocysteiny (mp 106-110°C) wynosi około g____________.

Środki ostrożności

1- Wszystkie szklane aparaty używane w powyższej syntezie powinny być idealnie suche.

2- Dodanie 3-4 kropli stężonego kwasu siarkowego musi być wykonane bardzo ostrożnie.

3- Mieszanina reakcyjna powinna być podgrzewana w temperaturze 60°C tylko przez 20 minut.

Rekrystalizacja

Produkt surowy może być rekrystalizowany z mieszaniny rektyfikowanej spirytusu i wody (1:1). Wydajność czystego, białego, krystalicznego proszku (mp 106-109,5°C) wynosi g____________.

Obserwacja i wyniki

Wydajność teoretyczna/wydajność praktyczna

Teoretyczna wydajność jest obliczana na podstawie równania w teoretycznym podziale, jak podano poniżej:

Ponieważ 121 g L-cysteiny w reakcji ze 102 g bezwodnika octowego daje acetylocysteinę = 163 g

Dlatego 5,4 g L-cysteiny powinno dawać acetylocysteinę = (163/121) × 2 = 2,25 g

Stąd teoretyczna wydajność Acetylocysteiny = 2,25 g

Rzeczywista wydajność praktyczna = __________g

Procentowa wydajność praktyczna = (wydajność praktyczna/ wydajność teoretyczna) × 100 = (________ / 2,25) × 100 = __________ %.

Wniosek

Acetylocykteina (mp. 106-109,5°C), została otrzymana w postaci białych kryształów i stwierdzono, że jej wydajność procentowa wynosi %____________.

Pozycja	**Obserwacje**	
	Start	**Produkt**
Temperatura topnienia		
TLC		
Test na obecność ninhydryny		
Test karbyloaminowy		
Test na barwnik azowy		
Test potwierdzający		

Eksperyment nr 10

SYNTEZA KWASU BENZILOWEGO

Cel: Synteza **kwasu benzylowego** z benzoiny, oczyszczenie go i podanie jego wydajności procentowej.

Synteza kwasu benzilowego z benzoiny obejmuje dwuetapowe zabiegi:

I. Przygotowanie benzilu z benzoiny

II. Przygotowanie kwasu benzylowego z benzilu

Wprowadzenie

- Kwas benzyliowy jest białym, krystalicznym kwasem aromatycznym, rozpuszczalnym w wielu alkoholach podstawowych.
- Stosowany jest w syntezie organicznej, jako punkt wyjściowy do przygotowania farmaceutyków glikolanowych i niektórych leków halucynogennych.

Zasada

1- Może być przygotowany poprzez podgrzanie mieszaniny benzilu, alkoholu i wodorotlenku potasu. Innym sposobem przygotowania jest benzaldehyd, który dimeryzowany jest do benzilu i jest dalej przetwarzany przez kwas benzilowy acid rearrangement do benzilowego.

2- Zmiana układu kwasu benzilowego jest reakcją zmiany układu benzilu z wodorotlenkiem potasu na kwas benzilowy. Reakcja ta, przeprowadzona po raz pierwszy przez Justusa Liebiga w 1838 r., wykazywana jest ogólnie przez 1,2-diketony. Produktem reakcji jest kwas α-hydroksykarboksylowy.

3- Ta reakcja diketonowa jest związana z innymi przesunięciami: odpowiadający jej ketoaldehyd (jedna grupa alkilowa zastąpiona wodorem) przesuwa się w reakcji Cannizzaro, odpowiadający mu 1,2-diol reaguje w przesunięciu pinakolu.

O O KOH OH COOK H^+ OH COOH

Chemikalia Wymagane

Etap I	**Etap II**
1- Benzoina = 1 gm	1- Benzil = 1 gm
2- Lodowcowy kwas octowy = 5 ml	2- Wodorotlenek potasu = 1 gm
3- Betonowy kwas azotowy = 25 ml	3- Metanol = 5 ml
	4-Conc. HCl = wystarczająca ilość

Materiały i metody

Dwa etapy związane z syntezą kwasu benzylowego są przedstawione poniżej:

Krok I

1) Podgrzewać mieszaninę benzoiny (1 gm), lodowatego kwasu octowego (5 ml) i conc. kwasu azotowego (25 ml) w probówce na wrzącej łaźni wodnej przez jedną godzinę.

2) Następnie wlać zawartość do lodowatej wody (50 ml), stale wstrząsając.

3) Przefiltrować produkt, przemyć ciało stałe zimną wodą i skrystalizować się z metanolu, m.p. 92°C.

Krok II

1) Rozpuścić wodorotlenek potasu (1 gm) w wodzie (2 ml) przez ogrzanie na gorącej płycie, a następnie schłodzić do temperatury pokojowej.

2) Rozpuścić benzil (1 gm) w metanolu w kolbie okrągłodennej poprzez podgrzewanie w łaźni wodnej przez 15 minut.

3) Schłodzić zawartość i za pomocą mieszadła wlać do roztworu zasadowego.

4) Przefluksować zawartość na łaźni wodnej, aż zniknie niebieski kolor.

5) Schłodzić w lodzie; zebrać bezbarwne igły benzilatu potasu.

6) Rozpuścić ciało stałe w minimalnej ilości gorącej wody i zakwasić kwasem solnym.

7) Zebrać stały kwas benzyliowy i skrystalizować się z etanolu. m.p. 150 - 152°C.

Środki ostrożności

- Kwas benzyliowy i benzylat metylu są uważane za szkodliwe i niebezpieczne w przypadku połknięcia.
- Nie są one całkowicie scharakteryzowane pod względem toksykologii, ale zalecana jest rozsądna ostrożność: zaleca się używanie odzieży ochronnej i okularów oraz dokładne pranie po użyciu.
- Jak wiele innych małych związków organicznych, opary wydzielające się podczas spalania mogą być niebezpieczne.

Obserwacja i wyniki

Teoretyczna wydajność/praktyczna wydajność

Teoretyczna wydajność jest zazwyczaj obliczana na podstawie równania podanego w teorii, jak podano poniżej:

Ponieważ 210 g benzilu po obróbce wodorotlenkiem potasu daje kwas benzilowy = 228 g

Dlatego 7 g benzilu daje kwas benzylowy = (228/210) × 1 = 1,1 g

Stąd teoretyczna wydajność kwasu benzylowego = 1,1 g

Zgłoszona wydajność praktyczna = ___________g

W związku z tym, Procentowy zysk praktyczny = (zysk praktyczny / zysk teoretyczny) × 100

= (________ / 1.1) × 100 = ___________%.

Wniosek

Kwas benzylowy został otrzymany w postaci białej substancji stałej i stwierdzono, że jego wydajność procentowa wynosi %___________.

Pozycja	Obserwacje	
	Start	Produkt
Temperatura topnienia		
TLC		
Test azotanu ceramiczno-amonowego		
Test Ester		
Chlorek Acetylu Test		
Wodorowęglan sodu Test		
Test na obecność chlorku żelaza		

Eksperyment nr 11

SYNTEZA ACETOFENONU FENYLOHYDRAZONU

Cel: Synteza **acetofenonu fenylohydrazonu** z acetofenonu, oczyszczenie go i podanie jego wydajności procentowej.

Wprowadzenie

Stosowany jest jako półprodukt do syntezy związków biologicznie czynnych.

Zasada

Reakcja karbonylku (aldehydu lub ketonu) z hydrazyną daje hydrazon. Hydrazyna jest bardziej nukleofilna niż zwykła amina ze względu na obecność przyległego azotu.

Hydrazyna może być syntetyzowana poprzez kondensację aldehydu lub ketonu z hydrazyną. Nukleofilowość azotu na hydrazynie jest zwiększona przez obecność przyległego azotu. Kolejne transfery protonowe pozwalają na wyeliminowanie wody.

O CH3 + $C_6H_5NHNH_2$ → H N N CH3

Chemikalia Wymagane

1- Acetofenon = 2 gm

2- Fenylohydrazyna = 2,7 gm

3- Etanol = 10 ml

4- Lodowaty kwas octowy = kilka kropli.

Materiały i metody

Poszczególne etapy związane z syntezą acetofenonu fenylohydrazonu są przedstawione poniżej:

1) Umieścić acetofenon (2 gm) w zlewce o pojemności 100 ml.
2) Dodać roztwór fenylohydrazyny (2,7 gm) rozpuszczonej w etanolu (10 ml) i 2-3 krople lodowatego kwasu octowego.
3) Podgrzewać mieszaninę w temperaturze 100°C przez 20 minut.
4) Przefiltrować zimny produkt reakcji; przemyć go rozcieńczonym HCl, a następnie zimnym alkoholem etylowym.
5) Rekrystalizacja surowego produktu z etanolu, m.p. 92 - 94°C.

Środki ostrożności

Hydrazyny są toksyczne i powinny być przenoszone w kapturze. Bezwodna hydrazyna jest niezwykle reaktywna z czynnikami utleniającymi (w tym powietrzem) i powinna być zawsze stosowana za osłoną ochronną.

Obserwacja i wyniki

Teoretyczna wydajność/praktyczna wydajność

Teoretyczna wydajność jest zazwyczaj obliczana na podstawie równania podanego w teorii, jak podano poniżej:

Ponieważ 120 g Acetofenonu po poddaniu go działaniu fenylohydrazyny daje Acetofenon fenylohydrazynowy = 210 g

Dlatego 2 ml (6 gm) ($D_{(acetofenon)}$ = 1,03 g/cm3) Acetofenon daje Acetofenon fenylohydrazon = (210/120) × 2 = 3,8 g

Stąd teoretyczna wydajność acetofenonu fenylohydrazonu = 3,8 g

Zgłoszona wydajność praktyczna = ____________g

Dlatego też, Procentowy Zysk Praktyczny = (Zysk Praktyczny/Teoretyczny Zysk) × 100 = (_________ / 3.8) × 100 = ____________%.

Wniosek

Acetofenon fenylohydrazon otrzymano w postaci białych kryształów i stwierdzono, że procentowa wydajność wynosi %____________.

Pozycja	**Obserwacje**	
	Start	**Produkt**
Temperatura topnienia		
TLC		
Test na obecność ninhydryny		
Test karbyloaminowy		
Test na barwnik azowy		
Nitroprisydek sodu Test		
m-Dinitrobenzen Test		

Eksperyment nr 12

SYNTEZA OKSYMU ACETOFENONU

Cel: Synteza **oksymu acetofenonu** z acetofenonu, oczyszczenie go i podanie jego wydajności procentowej.

Wprowadzenie

Oksymy są zazwyczaj generowane w wyniku reakcji hydroksyloaminy i aldehydów lub ketonów. Termin oksym oznacza słowa tlen i imina.

Używa

1- Antidotum na środki nerwowe.

2- Sztuczny słodzik w Japonii, ponieważ jest 2000 razy słodszy od sacharozy.

3- Wychwytywanie śladowych ilości uranu z wody morskiej.

4- Chelator.

Zasada

Oksymy mogą być syntezowane przez kondensację aldehydu lub ketonu z hydroksyloaminą. Kondensacja aldehydów z hydroksyloaminą daje aldoksym, a ketoksym jest wytwarzany z ketonów i hydroksyloaminy.

Reakcja aldehydów i ketonów z hydroksyloaminą daje oksymy. Nukleofilowość azotu na hydroksyloaminie jest zwiększona przez obecność tlenu. Kolejne transfery protonowe pozwalają na wyeliminowanie wody.

O, CH_3 + $NH_2OH.HCl$ ⟶ NOH, CH_3 + HCl + H_2O

Acetophenone — Acetophenone oxime

Chemikalia Wymagane

1- Acetofenon = 2 gm

2- Hydroksyloamina HCl = 1,4 gm

3- Wodorotlenek sodu = 2,5 gm

4- Conc. HCl = 7 ml

5- Spirytus rektyfikowany = 5 ml

Materiały i metody

Poszczególne etapy związane z syntezą oksymu acetofenonu są przedstawione poniżej:

1) Pobrać acetofenon (2 gm), chlorowodorek hydroksyloaminy (1,4 gm), spirytus rektyfikowany (5 ml) i wodę (2 ml) do kolby okrągłodennej.

2) Do tej mieszaniny dodać wodorotlenek sodu (2,5 gm) tylko w porcji 0,5 gm.

3) Podgrzewać mieszaninę reakcyjną w warunkach refluksowania przez 2 godziny.

4) Schłodzić i wlać zawartość do 20% roztworu kwasu solnego (100 ml) w celu oddzielenia oksymu acetofenonu.

5) Odfiltrować oksym lub alternatywnie ekstrahować eterem i odparować z niego, aby uzyskać oksym, skrystalizować z etanolu lub eteru naftowego, m.p. 92 - 94°C.

Środki ostrożności

Wodorotlenek sodu i stężony kwas solny jest bardzo niebezpieczny i żrący dla skóry.

Obserwacja i wyniki

Teoretyczna wydajność/praktyczna wydajność

Teoretyczna wydajność jest zazwyczaj obliczana na podstawie równania podanego w teorii, jak podano poniżej:

Ponieważ 120 g Acetofenonu po poddaniu go działaniu chlorowodorku hydroksyloaminy daje

oksym Acetofenonu = 135 g

Dlatego 2 ml (2 gm) (D $_{(acetofenon)}$ = 1,03 g/cm3) Acetofenon daje oksym acetofenonu =

(135/120) × 2 = 2,25 g

Stąd teoretyczna wydajność oksymu acetofenonu = 2,25 g

Zgłoszona wydajność praktyczna = ____________g

Dlatego też, Procentowy Zysk Praktyczny = (Zysk Praktyczny/Teoretyczny Zysk) × 100 =

(_________ / 2.25) × 100 = _____________%.

Wniosek

Oksym acetofenonowy został otrzymany w postaci kryształów i stwierdzono, że procentowa wydajność wynosi %_____________.

Pozycja	**Obserwacje**	
	Start	**Produkt**
Temperatura topnienia		
TLC		
Test na obecność ninhydryny		
Test karbyloaminowy		
Test na barwnik azowy		

Nitroprisydek sodu Test		
m-Dinitrobenzen Test		

Eksperyment nr 13

SYNTEZA GLICYNY BENZOILOWEJ

Cel: Synteza glicyny benzoilowej z glicyny, oczyszczenie jej i podanie jej wydajności procentowej.

Wprowadzenie

Glicyna benzoilowa lub kwas hippurynowy (Gr. *hippos*, koń, *naszon*, mocz) to kwas karboksylowy znajdujący się w moczu koni i innych zwierząt roślinożernych. Kwas hipurski krystalizuje się w pryzmatach rombowych, które łatwo rozpuszczają się w gorącej wodzie, topią się w temperaturze 187 °C i rozkładają w temperaturze około 240 °C. Kiedy wiele związków aromatycznych, takich jak kwas benzoesowy i toluen, jest pobieranych wewnętrznie, są one przekształcane w kwas hipurski w reakcji z aminokwasem, glicyną. Jego główne zastosowania są następujące:

(1) Koniugacja z aminokwasami jest ważną drogą w koniugacji leków i ksenobiotycznych kwasów karboksylowych do eliminacji.

(2) Koniugaty tych aminokwasów są zazwyczaj mniej toksyczne niż ich prekursory i dlatego są łatwo wydalane do moczu i żółci.

$C_6H_5-C(=O)-NH.CH_2COOH$

Benzoyl glycine

Zasada

$C_6H_5-C(=O)-Cl + H-NH-CH_2COOH \xrightarrow[\text{(10\% soln.)}]{NaOH} C_6H_5-C(=O)-NH.CH_2COOH + HCl$

Benzoyl chloride — Glycine — Benzoyl glycine

Chemikalia Wymagane

(1) Glycine = 5 g

(2) Roztwór wodorotlenku sodu 10% (*w/v*) = 50 ml

3) chlorek benzoilu = 10,8 g (9,0 ml)

(4) Tetrachlorek węgla = 20 ml

(5) Conc. Kwas solny = 5 ml

Materiały i metody

Poszczególne kroki, o których mowa, są następujące:

(1) Rozpuścić 5 g (0,33 mol) glicyny w 50 ml 10% roztworu NaOH znajdującego się w kolbie stożkowej o pojemności 250 ml.

(2) Przenieść 10,8 g (9 ml, 0,385 mol) chlorku benzoilu w około pięciu równych partiach do powyższego roztworu (1).

(3) Kolbę o pojemności 250 ml zamknąć korkiem gumowym i energicznie wstrząsnąć jej zawartością po każdym dodaniu, chyba że i do momentu, gdy cały chlorek benzoilu praktycznie nie zareaguje.

(4) Wlać zawartość kolby do zlewki o pojemności 250 ml i przepłukać kolbę niewielką ilością wody.
Woda.
(5) Dodać kilka gramów rozdrobnionego ryżu do roztworu i zakwasić zawartość, dodając stężony kwas solny w kroplach i ostrożnie, stale mieszając, aż mieszanina stanie się kwaśna na czerwonej papierze kongijskim (pH 5,0 czerwony; pH 3,0 niebiesko-fioletowy).

(6) Zebrać otrzymany krystaliczny osad glicyny benzoilowej, zanieczyszczony niewielką ilością kwasu benzoesowego, na lejku Büchnera, przemyć zimną wodą i dobrze spuścić za pomocą odwróconego szklanego korka.

(7) Przenieść ciało stałe do zlewki zawierającej 20 ml tetrachlorku węgla, przykryć czystym szkłem wodnym i gotować delikatnie w elektrycznej łaźni wodnej przez 10 minut (bp CCl4 76,7°C). W ten sposób ekstrahuje on dowolny kwas benzoesowy, który mógł powstać w trakcie reakcji (FUME CUPBOARD).

(8) Otrzymaną mieszaninę pozostawić do lekkiego schłodzenia, przefiltrować przy delikatnym odsysaniu i przemyć surowy produkt na filtrze 10-20 ml CCl4.

Środki ostrożności

(1) Dodanie chlorku benzoilu do alkalicznej mieszaniny glicyny musi być przeprowadzane powoli i to również na różnych etapach.

(2) Ciągłe wytrząsanie powyższej mieszaniny należy przeprowadzać do momentu reakcji całego chlorku benzoilu.

(3) Powstałą w ten sposób mieszaninę należy poddać działaniu kwasów za pomocą kongijskiego papieru czerwonego.

Rekrystalizacja

Suszony produkt surowy skrystalizować ze 100 ml wrzącej wody destylowanej z dodatkiem 1-2 g sproszkowanego węgla odbarwiającego (węgiel aktywny), jeśli to konieczne, przefiltrować przez lejek z gorącą wodą i pozwolić na krystalizację. Zebrać glicynę benzoilową na lejku Büchnera pod odsysaniem i wysuszyć czysty produkt w piecu utrzymywanym w temperaturze 110 °C.

Obserwacja i wyniki

Wydajność teoretyczna/wydajność praktyczna

Ponieważ 75,07 g g glicyny w reakcji z 135,5 g chlorku benzoilu daje glicynę benzoilową = 179,18 g.

Dlatego 5 g glicyny powinno dać glicynę benzoilową = (179,18/75,07) × 5 = 11,9 g

Stąd teoretyczna wydajność glicyny benzoilowej = 11,9 g

Zgłoszona wydajność praktyczna =_______________ g

Dlatego też, Procentowa wydajność praktyczna = (wydajność praktyczna/ wydajność teoretyczna) × 100

= (__________ / 11.9) × 100 = ______________ %

Wniosek: Glicynę benzoilową (mp 185-186,5°C) otrzymano w postaci bezbarwnych kryształów i stwierdzono, że wydajność procentowa wynosi ____________ %.

Pozycja	Obserwacje	
	Start	Produkt
Temperatura topnienia		
TLC		
Test na obecność ninhydryny		

Test karbyloaminowy		
Test na barwnik azowy		

Eksperyment nr 14

SYNTEZA KWASU BENZOESOWEGO

Cel: Przygotowanie kwasu benzoesowego z benzamidu metodą hydrolizy.

Chemikalia: **1.**Benzamid
2. Roztwór wodorotlenku sodu
3. 10% w/v HCl

Zasada: ***Reakcja hydrolizy***

Synteza kwasu benzoesowego polega na hydrolizie benzamidu w środowisku alkalicznym. W reakcji kwas benzoesowy otrzymuje się w postaci soli sodowej, którą można łatwo przekształcić w wolny kwas poprzez zakwaszenie roztworu kwasami mineralnymi, takimi jak kwas solny.

Reakcja:

Materiał i metoda-

Umieścić 1 gm Benzamidu w 15 ml roztworu wodorotlenku sodu w kolbie okrągłodennej o pojemności 250 ml. Do kolby dodać kilka kawałków porcelany i podłączyć chłodnicę zwrotną. Gotować mieszaninę przez około 30 minut. Schłodzić mieszaninę w wodzie z lodem i dodawać powoli stężony kwas solny, aż mieszanina stanie się silnie kwasowa. Wytrąca się biały osad, natychmiast schłodzić mieszaninę w wodzie z lodem na 10 minut. Przefiltrować surowy produkt i przemyć wytrącony osad wodą. Skrystalizować surowy produkt z wrzącej wody i pozostawić do schłodzenia w temperaturze pokojowej.

Pozycja	Obserwacje	
	Start	Produkt
Temperatura topnienia		
TLC		
Test na obecność ninhydryny		
Test karbyloaminowy		
Test na barwnik azowy		

Eksperyment nr 15

SYNTESJA p-BROMOACETANILIDU

Cel: Przygotowanie p-bromoacetanilidu poprzez reakcję bromowania.

Chemikalia: 1.Acetanilid
2. Brom
3. Lodowaty kwas octowy
4. Etanol

Wprowadzenie - p-bromoacetanilid jest przygotowywany z acetanilidu poprzez bromowanie z użyciem bromu w kwasie lodowatym, który jest reakcją podstawienia w fazie eletrofilnej. W tym przypadku najlepiej jest podstawić atom H pierścienia benzenowego z pozycji parzystej bromem i utworzyć p-bromoacetanild jako główny produkt. Grupa -NHCOCH3 jest umiarkowanie aktywna i kieruje brom na orto- i para-pierścień benzenowy, ale z powodu sterycznej przeszkody ortoizomer tworzy się w bardzo małej ilości, która jest eliminowana podczas rekrystalizacji.
Reakcja:

Zasada przygotowania:

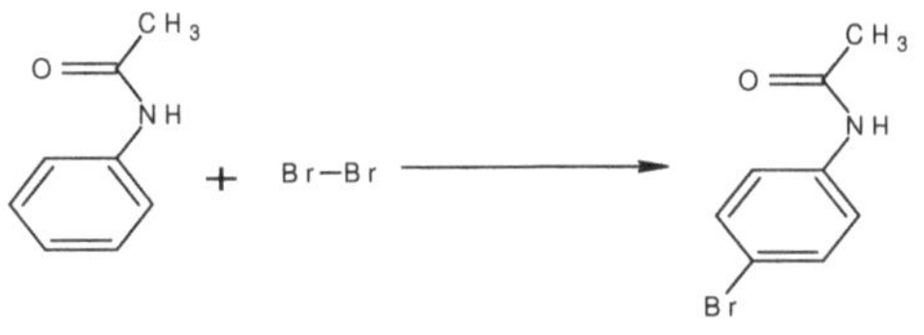

CH3, O, NH + Br—Br → CH3, O, NH, Br

p-brom oacetanilide

Mechanizm reakcji:

i: Formacja Br+ (elektrofil)

$$Br—Br \longrightarrow Br^{+} + Br^{-}$$

ii.Dodawanie Br+ (elektrofilu) na parzystym miejscu pierścienia benzenowego:

CH3, O, NH + Br^{+} → O, HN, CH3, CH^{+}, H, Br

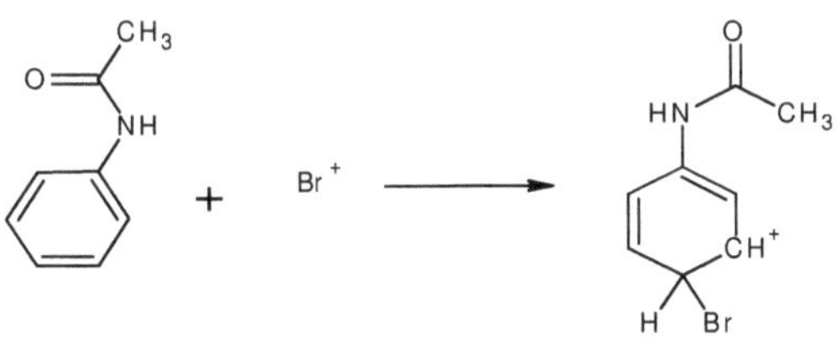

iii. Utrata H+

$-H^+$

Materiał i metoda: Rozpuścić 7,0 gm drobno sproszkowanego acetanilidu w 25 ml lodowatego kwasu octowego w kolbie stożkowej o pojemności 250 ml. W innej małej kolbie rozpuścić 8,5 g (2,7 ml) bromu w 12,5 ml lodowatego kwasu octowego i przenieść ten roztwór do biurety. Dodawać ten roztwór bromu powoli i stale wstrząsając, aby zapewnić dokładne wymieszanie z roztworem acetanilidu, utrzymując kolbę w zimnej wodzie. Po dodaniu całej ilości bromu, roztwór nabiera koloru pomarańczowego z powodu niewielkiego nadmiaru bromu. Następnie końcowa mieszanina reakcyjna odstawiana jest na 15 minut w temperaturze pokojowej, sporadycznie wstrząsając. Wlać produkt reakcji do 200 ml wody, przepłukać kolbę 50 ml wody i dodać. Dobrze wymieszać mieszaninę i przefiltrować krystaliczny ppt za pomocą odsysania, dokładnie przemyć zimną wodą i osuszyć. Następnie przeprowadzić rekrystalizację produktu z rozcieńczonego alkoholu metylowego lub etylowego. Zebrać czysty produkt, wysuszyć i sprawdzić temperaturę topnienia (1670 C) oraz % uzysku.

Pozycja	**Obserwacje**	
	Start	**Produkt**
Temperatura topnienia		
TLC		
Test na obecność ninhydryny		
Test karbyloaminowy		
Test na barwnik azowy		
Test potwierdzający		

Eksperyment nr 16

SYNTEZA 2, 4, 6 -TRIBROMOANILINY

Cel: Przygotowanie 2, 4, 6 tribromoaniliny poprzez reakcję bromowania.

Chemikalia: 1.Anilina
2. Brom
3. Kwas octowy
4.Etanol

Zasada:

2, 4, 6-tribromoanilina jest przygotowywana z aniliny przez bromowanie z użyciem bromu w lodowatym kwasie octowym, który jest reakcją eletrofilnego podstawienia. Grupa NH2 aniliny jest wysoce aktywną grupą & o- i p-director i kieruje bromem we wszystkich pozycjach orto & para, tj. 2, 4 & 6 pozycji pierścienia benzenowego i w rezultacie powstaje 2,4,6-tribromoanilina. W tym przypadku atomy H pierścienia benzenowego z pozycji 2,4 i 6 są zastąpione bromem. Kwas octowy chroni grupę aminową w anilinie, a także ace jako katalizator

Kwas octowy będący polarnym rozpuszczalnikiem działającym jako katalizator, który polaryzuje cząsteczki bromu na kation bromowy i anion bromowy

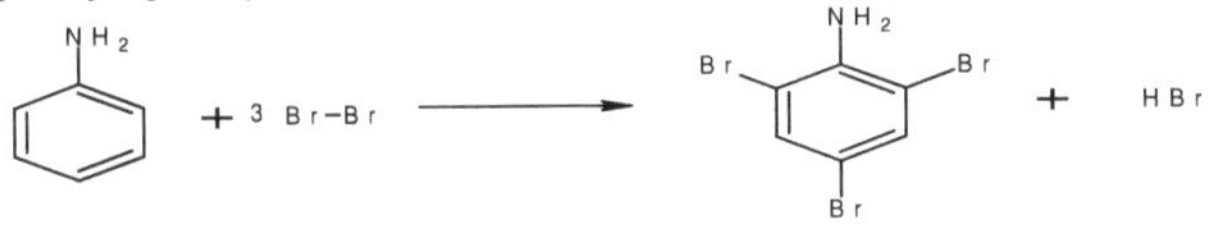

NH2 + 3 Br–Br ⟶ (Br, Br, NH2, Br) + HBr

Reakcja ta zachodzi poprzez bromometryczne podstawienie elektrofilowe.

i. Br–Br ⟶ Br^+ + Br ~

ii.

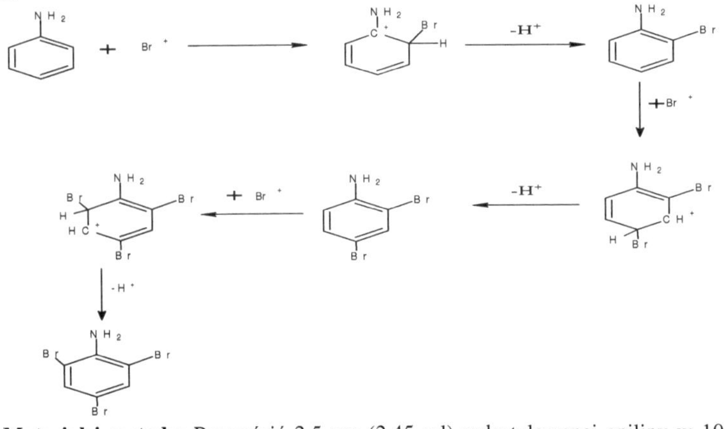

NH2 + Br^+ ⟶ (NH2, C+, Br, H) —$-H^+$⟶ (NH2, Br) —+Br^+⟶ (NH2, Br, CH+, H, Br) —$-H^+$⟶ (NH2, Br, Br) —+Br^+⟶ (NH2, Br, H, HC+, Br, Br) —$-H^+$⟶ (NH2, Br, Br, Br)

Materiał i metoda: Rozpuścić 2,5 gm (2,45 ml) redestylowanej aniliny w 10 gm (9,5 ml) lodowatego kwasu octowego w kolbie stożkowej o pojemności 100 ml. W innej małej kolbie rozpuścić 13,5 g/cm (4,2 ml) bromu w 10 ml lodowatego kwasu octowego i przenieść roztwór do biurety. Dodawać ten roztwór bromu powoli i stale wstrząsając, aby zapewnić dokładne wymieszanie z roztworem aniliny, utrzymując kolbę w lodzie. Po dodaniu całej ilości bromu, roztwór nabiera pomarańczowego koloru z powodu niewielkiego nadmiaru bromu. Następnie wlać końcową mieszaninę reakcyjną do nadmiaru wody, przefiltrować, przemyć wodą i osuszyć. Następnie przeprowadzić rekrystalizację produktu z rozcieńczonego alkoholu metylowego lub etylowego. Zebrać czysty produkt, wysuszyć i określić temperaturę topnienia (^{1200} C) oraz % uzysku.

Pozycja	**Obserwacje**	
	Start	**Produkt**
Temperatura topnienia		
TLC		
Test na obecność ninhydryny		
Test karbyloaminowy		
Test na barwnik azowy		
Test potwierdzający		

Eksperyment nr 17

SYNTEZA ACETONU DIBENZYLIDYNOWEGO

Cel: Przygotowanie i przedstawienie acetonu dibenzylidynowego

Chemikalia: 1.Benzaldehyd
2. Aceton
3. NaOH
4. Etanol

Zasada: Aceton dibenzylidenu LUB dibenzaldehyd jest przygotowywany poprzez kondensację benzaldehydu (2 krety) z acetonem (1 mol) w obecności zasad, a kondensacja ta jest znana jako reakcja **Claisena- Schmidta**, w której aromatyczne aldehydy ulegają kondensacji z aldehydem lub ketonem mającym wodór alfa, tworząc α, β- nienasycony aldehyd lub keton.

2 Benzaldehyde + Acetone $\xrightarrow[C_2H_5OH]{NaOH}$ Dibenzylidine acetone + $2H_2O$

Reakcja ta polega na pośrednim wytworzeniu aldolu:

i. CH3COCH3 + OH (–) (-⦿CH2COCH3 + H2O

ii. C6H5 -C-H (=O) + CH2COCH3----- > C6H5 -C(-O-)(H)- CH2COCH3 ----C6H5 -C(OH)(H)- CH2COCH3

iii. C6H5 -C(OH)(H)- CH2COCH3 C6H5CH = CHCOCH3 + H2O w obecności NaOH

iv. C6H5CH = CHCOCH3 + C6H5 -C-H (=O) --. > - [illegible] = CHCOCH = CHC6H5
(Powtórzenie kroku: i, ii i iii) + H2O

Materiał i metoda: Pobrać zimny roztwór 5 gm wodorotlenku sodu w 50 ml wody i 40 ml alkoholu przechowywanego w kolbie stożkowej o pojemności 150 ml i dodać mieszaninę 5,3 gm (5,1 ml) czystego redestylowanego benzaldehydu i 1,5 gm (1,9 ml) acetonu do tego roztworu, obracając kolbą. Często wstrząsać i utrzymywać temperaturę ^{250} C przez 15 minut, zanurzając kolbę w łaźni z zimną wodą. Odfiltrować żółty osad acetonu dibenzylidenu (Dibenzalaceton) przy pompie i przemyć zimną wodą w celu usunięcia zasady. Wysuszyć produkt w temperaturze pokojowej na papierze filtracyjnym do stałej wagi. Następnie ponownie skrystalizować z gorącego eterolacetatu lub gorącego spirytusu rektyfikowanego. Należy określić temperaturę topnienia (1120 C) oraz % wydajności.

Pozycja	Obserwacje	
	Start	**Produkt**
Temperatura topnienia		
TLC		
Test na obecność ninhydryny		
Test karbyloaminowy		
Test na barwnik azowy		
Test potwierdzający		

Eksperyment nr 18

SYNTEZA BENZANILIDU

Cel: Przygotowanie i przedstawienie Benzanilidu

Substancje chemiczne: 1. Anilina
2.chlorek benzylu
3,10% NaOH
4. Etanol

Zasada:

Benzanilid jest syntetyzowany metodą **Schottena-Baumanna** z aniliny przy użyciu chlorku benzoilu (w nadmiarze) w obecności niewielkiego nadmiaru wodorotlenku sodu.

$C_6H_5NH_2 + C_6H_5COCl + NaOH$ ------ $C_6H_5NHCOC_6H_5 + NaCl + H_2O$

Mechanizm:

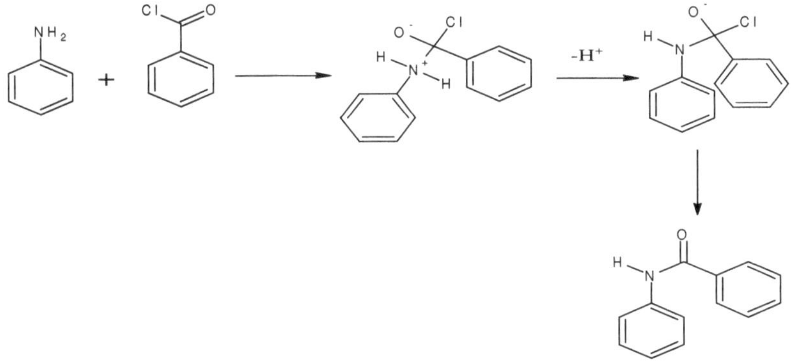

-H+

Wodorotlenek sodu hydrolizuje nadmiar chlorku benzoilu do benzoesanu sodu i chlorku sodu, które pozostają w roztworze

$C_6H_5COCl + 2\ NaOH\ C_6H_5COONa + NaCl + H_2O$

Chlorek benzoilu, który uchodzi z hydrolizy alkalicznej, zostanie usunięty przez rekrystalizację przy użyciu alkoholu metylowego lub etylowego lub spirytusu metylowego, który estryfikuje niezmieniony chlorek benzoilu.

Materiał i metoda:

Umieścić 2,6 g (2,5 ml) aniliny i 25 ml 10% wodnego roztworu wodorotlenku sodu w kolbie stożkowej o pojemności 250 ml z korkiem. Do tego dodać 4,3 g (3,5 ml) chlorku benzoilu i natychmiast zamknąć kolbę korkiem, a następnie energicznie wstrząsać przez 10 minut. W tej reakcji będzie wydzielać się ciepło. Surowa pochodna benzoilu oddziela się w postaci białego proszku. Po zakończeniu reakcji (tj. gdy zapach chlorku benzoilu nie jest już wykrywalny; **ostrożnie pachnieć**), należy upewnić się, że mieszanina reakcyjna jest alkaliczna, a rozcieńczona 10 ml wody. Przefiltrować produkt za pomocą odsysania na małym lejku buczałkowatym, rozbić masę grudkową (w razie potrzeby), przemyć wodą i odsączyć. Skrystalizować się z gorącego alkoholu (lub spirytusu metylowanego); przefiltrować gorący roztwór przez lejek z gorącą wodą. Zebrać kryształki. Określić jego % wydajności i temperaturę topnienia. (M.P. 162° C)

Pozycja	Obserwacje	
	Start	**Produkt**
Temperatura topnienia		
TLC		
Test na obecność ninhydryny		
Test karbyloaminowy		
Test na barwnik azowy		
Test potwierdzający		

Eksperyment nr 19

SYNTESJA m-DINITRO BENZENE

Cel: Przygotowanie i przedłożenie m-dinitro benzenu

Chemikalia: **1.**Nitrobenzen
2. Conc. Kwas azotowy
3, Conc. Kwas siarkowy
4. Etanol

Zasada: ***Reakcja na azotowanie***

Nitrobenzen jest przygotowywany w wyniku reakcji nitrobenzenu z mieszaniną nitrującą (kwas azotowy i kwas siarkowy). Jest to reakcja nitrowania, a także elektrofilowa, aromatyczna reakcja podstawiania.

Zastąpienie jednego lub więcej atomów wodoru w związku organicznym przez jedną lub więcej grup nitrowych znane jest jako reakcja **nitrowania.**

Obecna już na aromatycznym pierścieniu grupa nitro jest grupą dezaktywującą, a także metareżyserem. Kieruje ona nadchodzącą grupę na pozycję meta. Jeśli tempo elektrofilowego zastępowania jednowymiennego benzenu jest mniejsze niż tempo zastępowania benzenu, to wynika ono z grupy dezaktywującej

Grupy lub wszelkie czynniki, które kierują atakiem napływających gatunków lub atakują elektrofili głównie na stanowisku meta, wtedy zastępstwo lub grupa jest znana jako meta dyrektor

Tutaj kwas siarkowy jest silnym kwasem. Działa jak katalizator. W obecności kwasu siarkowego, kwas azotowy generuje elektrofil, czyli jon azotowy

Reakcja:

Nitro Benzene + HNO_3 + H_2SO_4 ⟶ m-dinitro benzene

Materiał i metoda:

W kolbie okrągłodennej o pojemności 100 ml umieścić 7ml betonu, kwas siarkowy i 5ml dymiącego kwasu azotowego. Dodać powoli 3gm nitrobenzenu. Wstrząsnąć kolbą, aby zapewnić dokładne wymieszanie. Zamontować chłodnicę zwrotną i podgrzewać mieszaninę na wrzącej łaźni wodnej przez 30 minut. Schłodzić mieszaninę i wlać ją do zlewki zawierającej wodę lodową. Przefiltrować osad dokładnie przemyć go wodą i odsączyć. Skrystalizować surowy produkt z gorącego etanolu. Ustalić jego temperaturę topnienia (90° C) i % uzysku.

Pozycja	**Obserwacje**	
	Start	**Produkt**
Temperatura topnienia		
TLC		
Test na obecność ninhydryny		
Test karbyloaminowy		
Test na barwnik azowy		
Test potwierdzający		

Eksperyment nr 20

SYNTEZA KWASU PIKRYNOWEGO

Cel: Przygotowanie i dostarczenie kwasu pikrynowego (2,4,6-tri nitrofenol).

Chemikalia: **1.**fenol
2. Conc. Kwas siarkowy
3.Conc. Kwas azotowy
4. Etanol

Zasada:

Synteza kwasu pikrynowego jest przykładem elektrofilowej, aromatycznej reakcji podstawiania. Zasadą syntezy jest reakcja nitrowania, w której grupa nitrowa będzie działać jak elektrofil powstający w wyniku reakcji kwasu azotowego i siarkowego. Tutaj w tej reakcji kwas siarkowy będzie działał jako katalizator. Grupa hydroksylowa jest wysoce aktywna dzięki efektowi + I i orto, para dyrektor dzięki efektowi +M (mezomeryczny/rezonansowy). Dlatego będzie on kierował wchodzącą grupę na wszystkie pozycje orto i para. Większa reaktywność grupy hydroksylowej powoduje, że reakcja podstawienia odbywa się we wszystkich pozycjach orto i para i daje 2, 4, 6-trinitrofenol (kwas pikrynowy).

.

Reakcja:

phenol + $3HNO_3$ + H_2SO_4 ⟶ picric acid

Materiał i metoda:

Umieścić 1 g fenolu w suchej kolbie płaskodennej i dodać 2,3 g (1,2-,5 ml) stężonego kwasu siarkowego, wstrząsnąć mieszaniną (która staje się ciepła) i ogrzewać ją na wrzącej łaźni wodnej przez 30 minut, aby dopełnić tworzenia się kwasów o-i p-fenolosulfonowych, a następnie dokładnie schłodzić kolbę w lodowej mieszaninie wody. Umieścić kolbę w dygestorium, dodać 3,8 ml stężonego kwasu azotowego i wymieszać ciecze poprzez wstrząsanie. Pozostawić mieszaninę na ogół na 1 minutę. Gdy reakcja ustąpi, ogrzewać kolbę we wrzącej łaźni wodnej przez 1-2 godziny, sporadycznie wstrząsając. Dodać 10 ml zimnej wody, przefiltrować kryształki przy pompie, dobrze przemyć wodą, aby usunąć cały kwas azotowy, i spuścić. Skrystalizować się z alkoholu. Znaleźć jego % wydajności i temperaturę topnienia (122-123° C).

Pozycja	**Obserwacje**	
	Start	**Produkt**
Temperatura topnienia		
TLC		
Test na obecność ninhydryny		
Test karbyloaminowy		
Test na barwnik azowy		
Test potwierdzający		

Eksperyment nr 21

TESTY CHARAKTERYZACYJNE

I) ACIDS

Chemia zaangażowana

1. Wodorowęglan sodu Test

Do szczypty próbki dodać 2ml 5% wodnego roztworu wodorowęglanu sodu. Kwasy te tworzą odpowiadające im sole sodowe z uwolnieniem ditlenku węgla.

CH3COOH + NaHCO3 ------------ > CH3COONa + H2O + CO2

Kwas octow y Sól sodowa węgla Sól sodowa węgla

Wodorowęglan Dwutlenek kwasu octowego

(musujący)

2. Test Ester

Ogrzewać około 0,5ml próbki z 1ml alkoholu etylowego i kilkoma kroplami conc. H2SO4 w suchej probówce przez około minutę. Schłodzić i wlać zawartość do kilku ml wody w zlewce. W przypadku kwasu octowego wyczuwalny jest zapach jabłka lub banana.

3. Test na obecność chlorku żelaza

Test ten jest przeprowadzany w roztworze neutralnym. Umieścić około 0,5 ml substancji we wrzącej probówce i dodawać rozcieńczony roztwór amoniaku do momentu, aż zawartość stanie się alkaliczna w litrze. Gotować roztwór delikatnie, aż zapach amoniaku nie będzie wyczuwalny. Do zimnego roztworu dodać kilka kropli roztworu chlorku żelazowego. Głębokie zabarwienie wskazuje na obecność kwasu octowego.

6CH3COOH + FeCl3 ------------------- > [(C H3COO)6Fe]3- + 3HCl

Kwas octowy Chlorek żelaza Krew Czerwony BarwnyHydrochlorowy

K was kompleksowy

WYKRYWANIE GRUP FUNKCYJNYCH

Badania na obecność kwasów karboksylowych

S. Nie.	Eksperyment	Obserwacja	Wniosek
1)	**Wodorowęglan sodu Test** Do szczypty próbki dodać 2ml 5% wodnego roztworu wodorowęglanu sodu.		
2)	**Test Ester** Ogrzewać około 0,5ml próbki z 1ml alkoholu etylowego i kilkoma		

	kroplami conc. H2SO4 w suchej probówce przez około minutę. Schłodzić i wlać zawartość do kilku ml wody w zlewce.		
3)	**Test na obecność chlorku żelaza** Umieścić około 0,5 ml substancji we wrzącej probówce i dodawać rozcieńczony roztwór amoniaku do momentu, aż zawartość stanie się alkaliczna w litrze. Gotować roztwór delikatnie, aż zapach amoniaku nie będzie wyczuwalny. Do zimnego roztworu dodać kilka kropli roztworu chlorku żelazowego.		

II) ALKOHOLE

Chemia zaangażowana

1. Test azotanu ceramiczno-amonowego

Do 1 ml substancji dodać kilka kropli odczynnika azotanu amonu i srebra. Pojawienie się czerwonego koloru potwierdza obecność grupy alkoholowej.

2CH3OH + (NH4)2[Ce(NO3)6] ------------ > [(CH3OH)2]Ce(NO3)4 + 2NH4NO3
M etylo-Ceramiczny amon Amoniak zabarwiony na czerwono
Amoniak
k ompleks azotanu alkoholu

2. Test Ester

Ogrzewać około 0,5 ml kwasu salicylowego z 1 ml alkoholu metylowego i kilkoma kroplami conc. H2SO4 w suchej probówce przez około minutę. Schłodzić i obserwować zapach. Salicylan metylu może być identyfikowany na podstawie zapachu zimozielonego oleju.

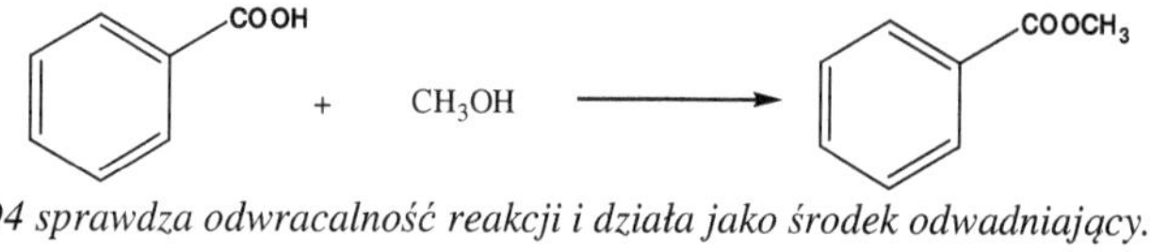

$$C_6H_5COOH + CH_3OH \longrightarrow C_6H_5COOCH_3$$

Conc. H2SO4 sprawdza odwracalność reakcji i działa jako środek odwadniający.

3. Reakcja z Chlorkiem Acetylu

Do 1 ml substancji dodać 2-3 krople chlorku acetylu; gaz HCl zostaje uwolniony. Jeżeli pręt zanurzony w NH4OH wejdzie w kontakt z oparami, powstają gęste, białe opary.

CH3OH + CH3COCl ------------------ > CH3COOCH3 + HCl
Alkohol Chlorek acetylu EsterHydrochlorowy gaz

HCl + NH4OH ----------------- > NH4Cl + H2O

WYKRYWANIE GRUP FUNKCYJNYCH

Testy na Alkohole

S. Nie.	Eksperyment	Obserwacja	Wniosek
1)	**Test azotanu ceramiczno-amonowego** Do 1 ml substancji dodać kilka kropli odczynnika azotanu amonu i srebra.		
2)	**Test Ester** Ogrzewać około 0,5 ml próbki z 1 ml kwasu salicylowego i kilkoma kroplami conc. H2SO4 w suchej probówce przez około minutę. Schłodzić i wlać zawartość do zlewki zawierającej wodę; obserwować zapach.		
3)	**Reakcja z Chlorkiem Acetylu** Do 1 ml substancji dodać 2-3 krople chlorku acetylu. Zanurzyć pręt zanurzony w NH4OH w kontakcie z wydzielającymi się parami.		

III)PHENOL

Chemia zaangażowana

1. Bromowanie lub test z wodą bromową

Weź związek do probówki i rozpuść go w wodzie. Stopniowo dodawaj wodę bromową. Początkowo następuje odbarwienie wody bromowej, a po dodaniu nadmiaru białego lub żółtawego osadu tworzy się osad wskazujący na fenol

OH + Br2 → (Br, OH, Br, Br)

1. Test na obecność chlorku żelaza

Do 1 gm wodnego roztworu próbki dodać kilka kropli 5% chlorku żelazowego. Kolor fioletowy wskazuje na obecność fenolu.

OH + $FeCl_3$ → $[Fe(\text{O-C}_6H_5)_6]^{3-}$

1. Test na obecność fitaleiny

Do 0,2 gm związku organicznego w suchej probówce dodać 0,2 g bezwodnika ftalowego, a następnie 0,5 ml conc. kwasu siarkowego. Ogrzać i schłodzić. A następnie dodać nadmiar wodorotlenku sodu. W wyniku tworzenia się fenoloftaleiny powstaje różowo-czerwone zabarwienie.

OH + Phthalic anhydride → (Conc. H_2SO_4, $-H_2O$) → Phenophthaline

WYKRYWANIE GRUP FUNKCYJNYCH

Testy na fenole

S. Nie.	Eksperyment	Obserwacja	Wniosek
1)	**Bromowanie lub test z wodą bromową** Rozpuścić 0,2 gm próbki w wodzie. Dodawać powoli wodę bromową, a następnie w nadmiarze.		
2)	**Chlorek żelaza Test** Do 1 ml zawiesiny wodnej próbki dodać kilka kropli 5% roztworu chlorku żelazowego.		
3)	**Test na obecność fitaleiny** Do 0,2 gm związku organicznego w suchej probówce dodać 0,2 g bezwodnika ftalowego, a następnie 0,5 ml conc. kwasu siarkowego. Ogrzać i schłodzić. A następnie dodać nadmiar wodorotlenku sodu.		

IV) ALDEHYDE

Chemia zaangażowana

Badanie na obecność grup karbonylowych podanych przez aldehydy oraz ketony

1. 2,4- Test na obecność dinitrofenylohydrazyny

Do 2, 4 Dinitrofenylohydrazyny odczynnika A (2 ml) dodać związek organiczny z energicznym wstrząsaniem. Pojawienie się pomarańczowego lub czerwonego osadu wskazuje na obecność grupy karbonylowej. Test ten jest dodatni zarówno dla aldehydów, jak i ketonów. W przypadku aldehydów aromatycznych rozpuścić je w metanolu, a następnie dodać 2,4-dinitrofenylohydrazyny odczynnik B.

Test na obecność aldehydów

1. Test Schiff'a
Do odczynnika Schiffa dodać kilka kropli związku organicznego. Głęboka fioletowo-czerwona i czerwona barwa wskazuje na obecność grupy aldehydalnej.

2. Fehling's Test
Wymieszać 1 ml każdego z roztworów A i B w probówce i dodać niewielką ilość związku organicznego w obecności roztworu węglanu sodu. Gotować roztwór przez 5 min. w łaźni wodnej. Początkowo roztwór zmienia kolor z niebieskiego na zielony i przy zachowaniu czerwonego zabarwienia. Tworzenie się czerwono-brązowego osadu podtlenku miedziowego (Cu2O) wskazuje na obecność grupy aldehydalnej.

3. Test Benedykta
Do 4 ml odczynnika benedyktynowego dodać 3-4 krople próbki (jeżeli jest stały, to należy go rozpuścić w etanolu lub wodzie). Przechowywać w łaźni wodnej i ogrzewać do wrzenia. Czerwony osad lub kolor brązowy wskazuje na obecność grupy aldehydalnej.

4. Test potwierdzający

(a) Do 2 ml wodnego roztworu substancji dodaje się wodny nitroprusydek sodu, a następnie 5 kropli roztworu wodorotlenku sodu. Powstaje głęboki, winnoczerwony kolor.

(b) **Test jodoformowy** - Pobrać 5 ml alkoholu etylowego i 2 ml 10% roztworu wodorotlenku sodu. Dodawać kroplami roztwór jodu, aż do uzyskania lekkiego zabarwienia jodowego. Probówkę trzymać w ciepłej łaźni wodnej przez 15 minut. Wyjąć i schłodzić. Powstają żółte kryształki jodoformu o charakterystycznym zapachu.

C2H5OH + 4I2 + 6NaOH ------------ > HCOONa + 5NaI + 5H2O + CHI3
Jod etylowy Sód Jodoform sódowy
Wodorotlenek alkoholu - mrówczan jodku

(c) Bardzo rozcieńczony roztwór wodny daje jasnożółty osad z odczynnikiem nesslera przez zwarty roztwór daje czerwony osad zmieniający kolor na szary.

(d) Do 2 ml wodnego roztworu substancji dodać 20% roztwór wodorotlenku potasu i gotować przez minutę. Roztwór staje się żółty i w końcu otrzymuje się żółty osad zmieniający kolor na pomarańczowy o nieprzyjemnym zapachu.

WYKRYWANIE GRUP FUNKCYJNYCH

S. Nie.	Eksperyment	Obserwacja	Wniosek
	Testy na obecność grupy karbonylowej		
1)	**2,4- Test na dinitrofenylohydrazynę** Do roztworu 2,4 Dinitrofenylohydrazyny dodać próbkę z energicznym wstrząsaniem.		
	Test na obecność aldehydów		
2)	**Test Schiffa -** Do odczynnika Schiffa dodać kilka kropli próbki.		
3)	**Test** Fehlinga - Zmieszać 1 ml każdego z roztworów A i B w probówce i dodać niewielką ilość związku organicznego w obecności roztworu węglanu sodu. Zagotować roztwór w łaźni wodnej.		
4)	**Test Benedykta -** do 4 ml odczynnika benedyktowego dodać 3-4 krople próbki. Ogrzać do wrzenia na łaźni wodnej.		
5)	**Test potwierdzający**		
	a) Dodać 2 ml próbki do wodnego nitroprusydku sodu, a następnie 5 kropli roztworu wodorotlenku sodu.		
	b) Pobrać 5 ml alkoholu etylowego i 2 ml 10% roztworu wodorotlenku sodu. Kropla po kropli dodawać roztwór jodu, aż do uzyskania lekkiego zabarwienia jodowego. Probówkę trzymać w ciepłej łaźni wodnej przez 15 minut. Wyjąć i schłodzić.		
	c) Dodać odczynnik nesslera do bardzo rozcieńczonego i zwartego roztworu próbki.		
	d) Do próbki dodać 20% roztwór wodorotlenku potasu i gotować przez minutę.		

V) KETON

Chemia zaangażowana

Badanie na obecność grup karbonylowych podanych przez aldehydy oraz ketony

1. 2,4- Test na obecność dinitrofenylohydrazyny

Do 2, 4 Dinitrofenylohydrazyny odczynnika A (2 ml) dodać związek organiczny z energicznym wstrząsaniem. Pojawienie się pomarańczowego lub czerwonego osadu wskazuje na obecność grupy karbonylowej.

Test na ketony

1. Nitroprisydek sodu Test

Do związku organicznego dodać około 5 ml nitropriszydu sodowego, a następnie dodać nadmiar roztworu wodorotlenku sodu. Tworzenie się koloru czerwonego lub fioletowego wskazuje na obecność grupy ketonowej.

2. M- Test na dinitrobenzen

Do 0,2 gm związku organicznego w etanolu dodać m- Dinitrobenzen, a następnie 2 krople roztworu wodorotlenku sodu. Aceton, metyloetyl etylowy, powoduje natychmiastowy rozwój czerwonego koloru.

Keton i acetofenon.

3. Test potwierdzający

(a) Po rozpuszczeniu substancji w conc. kwasie siarkowym powstaje kolor pomarańczowy.

(b) Do substancji dodać alkaliczny roztwór nadmanganianu potasu i podgrzewać zawartość przez 5 minut. Schłodzić, przefiltrować i zakwasić filtrat rozcieńczonym HCl, powstaje biały ppt. kwasu benzoesowego.

(c) Jego roztwór wodny daje kolor czerwony winny z wodnym nitroprusydkiem sodu, po dodaniu kwasu octowego, kolor zmienia się na niebieski.

WYKRYWANIE GRUP FUNKCYJNYCH

S. Nie.	Eksperyment	Obserwacja	Wniosek
	Testy na obecność grupy karbonylowej		
1.	**2,4- Test na dinitrofenylohydrazynę** Do 2,4 ml roztworu dinitrofenylohydrazyny (2 ml) dodać próbkę, energicznie wstrząsając.		
	Test na ketony		
2.	**Nitroprisydek sodu Test** Do związku organicznego dodać około 5 ml nitropriszydu sodowego, a następnie dodać nadmiar roztworu wodorotlenku sodu. Tworzenie się koloru czerwonego lub fioletowego wskazuje na obecność grupy ketonowej. .		
3.	**M- Test na dinitrobenzen** Do 0,2 gm związku organicznego w etanolu dodać m- Dinitrobenzen, a następnie 2 krople roztworu wodorotlenku sodu.		
1.	**Test potwierdzający**		
	a) 2 ml wodnego roztworu substancji + conc. H2SO4		
	b) Próbka + alkaliczny roztwór nadmanganianu potasu, podgrzać zawartość przez 5 minut. Schłodzić, przefiltrować i zakwasić filtrat rozcieńczonym HCl.		
	c) Próbka + wodny nitroprusydek sodu. Do niej dodać kwas octowy.		

VI) ANILINA

Chemia zaangażowana

1. Test na obecność ninhydryny

Ninhydryna jest używana do wykrywania amoniaku lub amin pierwszo- i drugorzędowych. Podczas reakcji z tymi wolnymi aminami.

Rozpuścić 0,1 gm substancji w 2 ml etanolu, a następnie dodać 1 ml roztworu ninhydryny i uzyskać głęboki niebieski lub purpurowy kolor.

2. Test karbyloaminowy

Do 0,2ml substancji dodać 1 ml chloroformu i 2 ml roztworu etanolowego NaOH. Podgrzać zawartość. Obraźliwy zapach izocyjanku (karbyloaminy) wskazuje na obecność aminy pierwszorzędowej.

NH_2 + CHCl3 + 3 NaOH ⟶ NC

Nie... Ten test jest podawany tylko przez podstawowe aminy alifatyczne i aromatyczne.

3. Test na barwnik azowy

Weź trzy probówki testowe. W pierwszej probówce rozpuścić 0,5 ml substancji w 3 ml conc. HCl i 5 ml wody. W drugiej probówce pobrać 2 ml 10 % roztworu azotynu sodu. W trzeciej probówce rozpuścić 0,1 gm β- nafty w 2 ml 10 % NaOH. Schłodzić roztwór w lodowatej wodzie w temperaturze 0-5°C. Do pierwszej badanej probówki dodać roztwór azotynu sodu, a następnie β- benzynę. Tworzenie się żółtego, pomarańczowego lub czerwonego barwnika potwierdza pierwotną aminę aromatyczną.

NH_2 + $NaNO_2$ —HCl, -4 C⟶ $N\equiv N^+ Cl^-$

OH ⟶ B-naphthol ⟶ HO, N=N

4. Test potwierdzający

(a) Z wybielaniem, nadano mu fioletowy kolor.

(b) Rozpuścić kroplę związku w 2 ml eteru i rozcieńczyć go wodą. Dodać rozcieńczony roztwór proszku wybielającego i wstrząsnąć. Uzyskany zostaje fioletowy kolor.

(c) Rozpuścić niewielką ilość dichromianu potasu w conc. kwasie siarkowym i do tego dodać kroplę substancji. Powstanie niebieski czarny kolor.

WYKRYWANIE GRUP FUNKCYJNYCH

S. Nie.	Eksperyment	Obserwacja	Wniosek
1	**Test na obecność ninhydryny** Rozpuścić 0,1 gm substancji w 2 ml etanolu, a następnie dodać 1 ml roztworu ninhydryny,		
2	**Test karbyloaminowy** Do 0,2ml substancji dodać 1 ml chloroformu i 2 ml roztworu etanolowego NaOH. Podgrzać zawartość.		
3	**Test na barwnik azowy** Weź trzy probówki testowe. W pierwszej probówce rozpuścić 0,5 ml substancji w 3 ml conc. HCl i 5 ml wody. W drugiej probówce pobrać 2 ml 10 % roztworu azotynu sodu. W trzeciej probówce rozpuścić 0,1 gm β- nafty w 2 ml 10 % NaOH. Schłodzić roztwór w lodowatej wodzie w temperaturze 0-5°C. Do pierwszej badanej probówki dodać roztwór azotynu sodu, a następnie β- benzynę.		
4	**Test potwierdzający**		
	a) Próbka + proszek wybielający		
	b) Rozpuścić kroplę związku w 2 ml eteru i rozcieńczyć go wodą. Dodać rozcieńczony roztwór proszku wybielającego i wstrząsnąć.		
	c) Rozpuścić niewielką ilość dichromianu potasu w stężonym kwasie siarkowym i do tego dodać kroplę substancji.		

Referencje

1) The Organic Chemistry of Drug Synthesis; By Daniel Lednicer.

2) Vogel's Textbook of Practical Organic Chemistry.

3) Advanced Practical Medicinal Chemistry; By Ashutosh Kar.

4) Eksperymentalna Chemia Farmaceutyczna, przez Anees A. Siddiqui i Seemi Siddiqui.

5) Pharmaceutical Chemistry II, Laboratory Manual.By Amrita Parle.

6) Practical Pharmaceutical Chemistry, by A. H. Beckett i J. B. Stenlake.

7) Elementary Practical Organic Chemistry by Arthur I. Vogel, Part I, 2nd Edition, CBS Publishers.

8) Podręcznik laboratoryjny chemii organicznej autorstwa Raja K. Bansala, wydanie 4, New Age Publishers.

9) Praktyczna chemia organiczna firmy Mann & Saunders

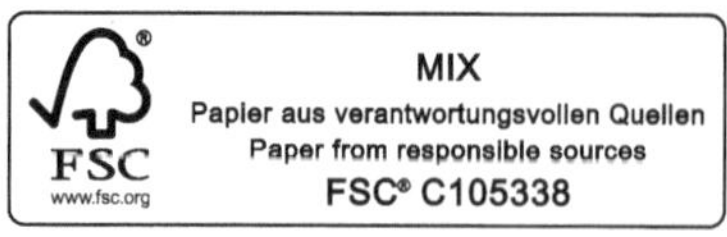

Printed by Books on Demand GmbH, Norderstedt / Germany